JICENG YILIAO JIGOU
YIYUAN GANRAN
FANGKONG ZHIDAO

基层医疗机构医院感染防控指导

主　编	黄新玲	张　焱	何文英	彭　昕		
副主编	孙　洁	姚新宝	李　静	宋丽秀	张　晓	胡　莲
主　审	史晨辉					
编　委	于丽红	王蜀博	左伯军	石　莉	石新丽	史晨辉
	邝文静	兰　华	朱　霞	任红艳	齐玉萍	孙　洁
	芦永华	李　朋	李　静	员红艳	何文英	宋丽秀
	宋新红	张月鳍	张　玉	张　晓	张　甜	张　焱
	陈振新	赵　敏	胡　莲	姚新宝	秦春霞	顾翠红
	郭天美	黄新玲	彭　昕	彭　曦	董雪梅	魏玉萍

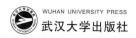
WUHAN UNIVERSITY PRESS
武汉大学出版社

图书在版编目(CIP)数据

基层医疗机构医院感染防控指导/黄新玲等主编.—武汉：武汉大学出版社,2020.6(2022.4重印)

ISBN 978-7-307-21442-2

Ⅰ.基…　Ⅱ.黄…　Ⅲ.医院—感染—预防(卫生)　Ⅳ.R197.323

中国版本图书馆 CIP 数据核字(2020)第 050783 号

责任编辑:胡　艳　　责任校对:汪欣怡　　整体设计:马　佳

出版发行:**武汉大学出版社**　(430072　武昌　珞珈山)
(电子邮箱:cbs22@whu.edu.cn　网址:www.wdp.com.cn)
印刷:武汉邮科印务有限公司
开本:787×1092　1/16　印张:10.75　字数:255 千字　插页:1
版次:2020 年 6 月第 1 版　　2022 年 4 月第 2 次印刷
ISBN 978-7-307-21442-2　　定价:35.00 元

前　言

基层医疗机构的医院感染管理如何推动、如何管理、如何使其按照良性循环的道路前进和发展，是摆在我们医院管理者面前的重要任务，也是需要不断探讨和研究的内容。

自有了医院，就有了医院感染，个别医院甚至相继出现过不可挽回的医院感染恶性事件，虽然我国在 20 世纪 80 年代初对医院感染管理工作建章立制，并重点关注了医院的管理，但是对基层医疗机构的关注程度仍不够；一级医院、民营私立医院由于相关知识匮乏、防控落实认识程度低、领导重视不够等，难以从质量层面上整体保障医院的医疗安全。尤其是 2005 年至今发生的几起医院感染暴发恶性事件，凸显了基层医疗机构医院感染管理中的薄弱和隐患问题。

预防和控制医院感染，是保障医疗安全的重要环节，2004 年《中华人民共和国传染病防治法》、2006 年《医院感染管理办法》等法律法规、规章制度等为医院有效防控感染提供了政策上的依据。2016 年，国家卫生和计划生育委员会再次对医院感染有关制度、规范进行补充和修订，如新增了《医院医用织物洗涤消毒技术规范》《医疗机构环境表面清洁与消毒管理规范》《医院织物洗涤消毒技术规范》等。《基层医疗机构医院感染防控指导》一书的编写，旨在通过最新国家法规规范基层医疗机构的行为，并通过基本理论、基础知识、基本方法和管理能力等方面的学习，提升医务人员的理论水平，用所学知识开展院感防控工作指导。

本书的整体内容包含医院感染的方方面面，涉及医疗护理的诸多环节。全书共分为十二章，主要从基础层面介绍医院感染的感染概念、学科研究和学科体系、主要工作任务；阐述如何开展院感监测、如何识别医院感染、如何开展调查和控制；介绍常见医院感染病原体分布与种类、造成的疾病及耐药；阐述医院消毒灭菌管理在医疗质量管理中的重要性；介绍抗菌药物合理使用的管理、使用原则、不良反应及预防；介绍职业安全防护工作中如何体现在侵袭性操作中关注的重点和难点，职业暴露后的处理，以及针刺伤、锐器伤的预防与处理方法，后期随访的重要性等；介绍重点部位、重点环节和人群的院感防控落实；介绍手卫生、医疗废物管理和污水处理办法，多重耐药菌管理的要点和国际国内的最新动态；介绍一次性诊疗用品的管理和使用原则；介绍医院传染病、医院感染患者的隔离防护落实，等等。

我国感控工作历经 30 年风雨，砥砺前行，现已经提升到"微生物思维，精准化感控"，各级医务工作人员均深知院感防控的重要性。

本书在编写过程中力争用最新知识和理念，紧贴基层医院使用和操作，便于系统学习和记忆，并在执行过程中有可参考的依据。

本书在编写中虽然参考大量书籍和国家规范、指南，但是由于理解和编者水平所限，难免出现一些不足，请读者提出有意义的建议和补充，以便更加适应基层医疗机构的医院感染管理的要求。

编　者

2019 年 7 月 20 日

目 录

第一章　医院感染概论

第一节　医院感染管理的基本理论/基本概念

一、医院感染管理基本理论

医院感染管理是各级卫生行政部门、医疗机构及医务人员针对诊疗活动中存在的医院感染、医源性感染及相关危险因素采取的预防、诊断及控制活动。

医院感染管理不局限于对感染的预防、诊断和控制，还包括对相关危险因素的甄别和干预。医院感染管理应当以预防为主，未雨绸缪，不仅要对发生的感染及时予以诊断、控制，更要对风险因素进行控制。例如，世界卫生组织将不同的患者群体对感染的易感性分为三个级别的危险层：

（1）对感染处于低危险性患者：无免疫缺陷，没有潜在性疾病，未接受侵入性操作，未接触患者的血液、体液、分泌物，对感染处于低度危险；

（2）对感染处于中危险性患者：因年龄因素，或患有肿瘤或者其他疾病的危险因素，暴露于体液、血液、分泌物，接受侵入性诊疗操作，对感染处于中度危险；

（3）对感染处于高危险性患者：有严重免疫缺陷，接受高危侵入性操作，对感染处于高度危险。

从上述情形可以总结出，侵入性诊疗操作及所使用的诊疗器具，暴露于体液、血液、分泌物等具有潜在感染危险的物质，以及患者的免疫力水平等，都是诱发医院感染的危险因素，由此看出，医院内具备危险因素的重点部门，如重症监护病房、血液透析室、手术室、急诊科、烧伤病房等，是医院感染预防与控制的重点部门。在医院感染的有效预防方面，世界卫生组织于1986年向全球推荐的五类措施包括：消毒、隔离、无菌操作、合理使用抗菌药物、监测并进行感染控制的效果评价，这五大措施在各级医院有效防控医院感染工作中起到积极指导作用。

(一) 加强医院感染管理

加强医院感染管理包含以下两个层面的工作：一是医疗机构要加强本单位的医院感染管理。医院感染的预防与控制，是医疗机构及其所有工作人员(院领导、医生、护士、医技人员、后勤、保洁人员、实习、进修人员和学生等)共同的责任，医疗机构的各个部门和全体工作人员都必须为降低患者以及自身发生感染的危险性而通力合作。由于医院感染的预防与控制具有涉及多环节、多领域、多学科的特点，因此，医疗机构必须加强管理，有目标、有组织、有计划、有措施、有工作流程，针对导致医院感染的危险因素，科学实施各项医院感染控制措施，以达到减少医院感染和降低医院感染危险性的目的。二是卫生行政部门要加强辖区内医疗机构的医院感染管理工作。卫生行政部门应当根据相关的法律法规、部门规章和规范性文件的要求，加强对医疗机构的监督管理，定期或不定期有针对性地开展实地调研和督查工作，不断规范医疗机构的执业行为，从而达到有督查有改进。

医院感染管理分为行政管理和业务管理，行政管理包括建立健全医院感染管理组织，并明确岗位职责、完善相关的管理制度，制定相关的工作规范和工作标准；业务管理包括医院感染监测、消毒灭菌与隔离、抗菌药物合理使用、重点部门的医院感染预防与控制、职业安全防护、多重耐药菌防控管理、突发事件的应急处理、新发传染病防控管理和指导及医疗废物的安全管理等业务内容。

(二) 有效预防和控制医院感染，提高医疗质量，保证医疗安全

医院感染不可能彻底消灭，尽管现代化的医院具备先进的诊疗技术和良好的基础设施，但医院感染仍然会在病人中发生，也同样会影响到医院工作人员的健康。导致发生医院感染的因素有很多，在医院感染的病原体方面，引起社会性的各种传染病的病原体均可引起医院感染中的外源性感染，如可致暴发的鼠伤寒、乙型肝炎病毒等血源性感染疾病、传染性非典型肺炎(SARS)等呼吸道传播疾病等等。但传染病的病原体不是医院感染病原体的主流，医院感染的病原体90%为条件致病菌，可以引起外源性感染或内源性感染，如军团菌通过空调机、水塔、淋浴喷头产生的气溶胶而引起呼吸道感染；凝固酶阴性葡萄球菌产生黏质，加强了对塑料和光滑表面的黏附力，成为人工植入物感染的常见菌株；由于抗菌药物的不合理使用，医院日益增多的耐药菌株中的耐甲氧西林金葡萄球菌已占医院金葡萄球菌的40%~60%，还有耐青霉素肺炎链球菌、耐万古霉素肠球菌、耐氨苄西林流感嗜血杆菌、产生超广谱酶(ESBLs)和AmPC(BushI型)酶的G-杆菌以及真菌等，免疫功能低下病人的病原谱较广，包括细菌、真菌、病毒、寄生虫等，如器官移植的病人和艾滋病病人易发生细菌、真菌、巨细胞病毒、弓形体、结核等感染。医院感染病原体可随时间推移而变迁，应用抗菌药物可以发生真菌二重感染；免疫功能低下程度的进展可以引发一些病原体的感染，如当T细胞亚群中的CD4+细胞<200μL时易发生肺孢子虫感染。在医院感染的易感人群方面，病人的易感性对医院感染的发生产生重要影响，病人的易感性主要包括年龄、免疫力、所患的疾病及所应用的诊疗方法。病人对感染的抵抗力与年龄有关，婴幼儿和老年人的抵抗力明显较低；患有慢性疾病如恶性肿瘤、白血病、糖尿病、肾功能衰竭等的病人，易于受到条件致病菌的感染；使用免疫抑制剂或者辐射，也会降低病人的抵抗力；人的皮肤或者黏膜发生损伤而破坏了自然屏障机制以及营养不良，也是发生感染的危险因素；大量、长期使用抗菌药物，可造成病人正常菌群生态平衡失调，损伤正常菌群的定植抵抗力，削弱了抵御感染的生物屏障作用，促进了耐药菌株的产生、繁殖和致病。在感染途径方面，大多数病原体的传播依赖于环境中媒介物的携带和传递，侵入人体的某一部位进行定植而造成感染。在医院中，外源性微生物传播给宿主的方式通常可分为接触传播、飞沫传播、空气传播、共同媒介传播、生物媒介传播等，随着介入性诊疗技术的发展和广泛应用，如内镜检查、活检、导管技术、机械通气以及手术等，均会增加感

染的危险性，未经处理好的污染物品或者材料直接进入人体组织或者器官，也可以引起感染。

虽然医院感染不能够被彻底消灭，但是，通过控制感染源、切断传播途径、保护易感人群等措施，可以大大降低发生医院感染的危险性，有效预防和控制医院感染。美国医院感染控制效果研究(SE-NIC)结果表明，通过预防与控制措施的实施，1/3的医院感染是可以预防的。例如，在医院最为常见的泌尿道感染、手术部位感染、呼吸机相关肺炎、血管内导管相关性感染等医院感染，都与侵入性医疗器械或者侵入性操作有关，通过规范地实施无菌操作技术，保证侵入性医疗器械的灭菌以及每日评估病人病情，限制插管留置时间等措施，可以有效地降低发生感染的危险性，减少医院感染的发生。

提高医疗质量，保证患者安全，是医院永恒的主题和工作目标。2004年5月第57届世界卫生大会，审议《关于患者安全工作的进展报告》并成立了"患者安全国际联盟"，该联盟将2005—2006年的主题确定为"清洁卫生更安全"，其关注的焦点就是如何预防与控制医院感染，以确保患者获得安全的医疗服务。

医院感染直接关系到医疗质量和患者安全。我国《传染病防治法》第二十一条规定：医疗机构必须严格执行国务院卫生行政部门规定的管理制度、操作规范，防止传染病的医源性感染和医院感染。医疗机构应当确定专门的部门和人员，承担传染病疫情报告、本单位的传染病预防、控制以及责任区域内的传染病预防工作；承担医疗活动中与医院感染有关的危险因素监测、安全防护、消毒、隔离和医疗废物处置工作。该法从法律层面规定了医疗机构在传染病的医院感染、医源性感染预防与控制方面应当履行的义务。医疗机构应当严格执行消毒灭菌、隔离制度，采取科学有效的措施处理污水和医疗废弃物，预防和减少医院感染。由于医院感染的暴发有可能表现为群体性不明原因疾病，因此，医院发现此类情况的，还要按照《突发公共卫生事件应急条例》的有关规定逐级报告，及时处理，防止事态的进一步恶化。

二、医院感染的定义

狭义地讲医院感染是指住院病人在医院内获得的感染，包括在住院期间发生的感染和在医院内获得、在出院后发生的感染，但不包括入院前已开始或者入院时已处于潜伏期的感染。医院工作人员在医院内获得的感染也属医院感染。广义地讲，医院感染的对象包括住院病人、医院工作人员、门急诊就诊病人、探视者和病人家属等，这些人在医院的区域里获得感染性疾病均可以称为医院感染，但由于就诊病人、探视者和病人家属在医院的时间短暂，获得感染的因素多而复杂，常难以确定感染是否来自医院，故实际上医院感染的对象主要是住院病人和医院工作人员。

目前，由于管理和技术等方面的原因，在实际操作中，只针对住院患者进行医院感染发病率的统计。

三、医源性感染

医源性感染是指在医学服务中，因病原体传播引起的感染。医院感染和医源性感染既有相同点，也有不同点，前者强调的是在医院这个场所发生的感染，后者所强调的是患者接受医疗服务过程中由病原体所致的感染。在医院感染中，感染发生的场所局限于有住院病人的医院，而在医源性感染中，场所包括了所有从事医学诊疗活动的医疗机构，如门诊部(所)、社区卫生服务机构等。在本书对医院感染管理内涵的界定中，已包含了医院感染和医源性感染。

四、医院感染暴发

在医疗机构或其科室的患者中，短时间内发生 3 例以上同种同源感染病例的现象，称为医院感染暴发。

五、疑似医院感染暴发

在医疗机构或其科室的患者中，短时间内出现 3 例以上临床症候群相似、怀疑有共同感染源的感染病例的现象；或者 3 例以上怀疑有共同感染源或共同感染途径的感染病例的现象，称为疑似医院感染暴发。

六、医院感染聚集

在医疗机构或其科室的患者中，短时间内发生医院感染病例增多，并超过历年散发发病率水平的现象，称为医院感染聚集。

七、医院感染假暴发

疑似医院感染暴发，但通过调查排除暴发，实际原因是由于标本污染、实验室错误、监测方法改变等因素导致的同类感染或非感染病例短时间内增多的现象，称为医院感染假暴发。

及时掌握有关医院感染的概念和基础知识，可对我们早期发现问题及感染隐患，提供有理有据的依据。

医院感染的预防与控制是个系统工程，需要全院的统一协调的管理，医院领导重视是做好医院感染管理工作前提，各职能部门的配合支持关系到医院感染控制系统是否能正常运转，专职人员的工作水平决定着医院感染管理工作的成效，如对医院感染暴发、疑似暴发及聚集事件等开展调研，应急小组协作配合，积极参与调研工作，并对调查结果展开分析，提出整改建议。医院感染管理的意义在于，有效控制医院感染，减轻患者的痛苦，减轻经济负担，减少住院时间，把有限的资源用到更需要的地方。

为此，建立医院感染管理责任制，就成为医疗机构在预防医院感染管理工作中组织管理的第一要素。在医院管理系统中，各级行政领导应各有分工，院长及主管副院长应当在管理中承担领导责任，医院感染管理委员会、医院感染管理部门及专兼职人员、其他部门也应各负其责，并应对年度医院感染管理情况进行总体总结和反馈，为新的年度提供可参考的科学依据，修订制度和工作流程，有效防范医院感染的发生。

第二节　医院感染学的研究内容、学科体系与分类

一、研究内容

医院感染学的研究内容主要包括以下几方面：

(1)医院感染主要危险因素的研究，如病原体的特性、患者的易感性、侵袭性操作、手术、抗菌药物的治疗或预防、重症监护治疗、住院时间长短、清洁消毒隔离工作、免疫抑制剂的使用等。

医院感染暴发的危险因素主要与消毒隔离措施、医疗仪器、环境卫生、工作人员等作为传染源以及药物和食物污染等有关。

(2)医院感染流行病学特征的研究。传染源、传播途径和易感人群是医院感染流行的三要素。传染源包括内源性感染和外源性感染。传播途径包括：①接触感染，也是医院感染最常见和最重要的感染方式之一，如手在传播病原体上起着重要作用，故加强手卫生教育，对保障医疗安全至关重要。②经飞沫感染，如咳嗽、打喷嚏。③空气传播，以空气为媒介的传播。④医源性感染。易感人群主要包括婴幼儿和老年人、机体免疫功能受损严重者、接受各种免疫抑制剂进行治疗者、营养不良者、各种侵袭性操作以及长期使用广谱抗菌药物者。

(3)医院感染病原体特征的研究，如细菌、病毒、真菌、支原体、衣原体、立克次体、螺旋体、放线菌及原虫。而医院感染的暴发主要病原体是细菌，其次是病毒。

(4)医院感染临床特征的研究。其特征有两个方面：一方面在原发病的基础上又发生新的感染，其临床症状较为复杂；另一方面免疫力低下的患者在发生再次感染时其反应不典型，给临床诊断带来极大困难。

(5)医院感染预防与控制的研究。有效的医院感染监测，对有效防控医院感染起到积极作用。做好目标性监测，加强防控措施的落实，对预防患者发生医院感染、提高医疗质量和保障患者安全至关重要。

(6)医务人员职业安全和管理的研究。这主要指医务人员在工作中的危险因素防控。

二、学科体系

医院感染的学科体系包含两个部分：其一是医院感染管理的基本理论，这也是构成医院感染管理学的基础，包括总论部分、流行病学、病原学、抗菌药物使用、消毒灭菌及隔离技术等；其二是医院感染管理学的应用实践。实践知识的掌握，使得医院预防控制能力和水平进一步提高，为医疗质量保驾护航。

三、分类

(一)按照病原体分类

按照病原体分类，医院感染可分为内源性感染和外源性感染。

内源性感染又称自身感染，是指各种原因引起的患者在医院内遭受自身固有病原体侵袭而发生的院内感染。病原体来自患者本身的体内或体表，大多数为自身定植、寄生的正常菌群或条件致病菌，在正常情况下对人体无害，但当它们与人体之间的平衡在一定条件下被破坏时，就会造成各种内源性感染。

外源性感染又称交叉感染，是指各种原因引起的患者在医院内遭受非自身固有的病原体侵袭而发生的感染。这种感染包括从患者到患者，从患者到医务人员及各类医院工作人员的直接接触感染，或者通过物品对人体的间接接触感染。病原体来自患者身体，常见的有其他患者的交叉感染或接触周围的环境等。

(二)按照感染部位分类

按照医院感染发生的部位，医院感染可分类为：呼吸系统的感染、心血管系统的感染、血液系统的感染、腹部和消化系统的感染、中枢系统的感染、泌尿系统的感染、手术部位的感染、皮肤和软组织的感染、骨/关节的感染、生殖道的感染、口腔的感染、其他部位的感染。其具体的感染部位详见《医院感染诊断标准(试行)》(卫医发〔2001〕2号)。

(三)按照感染病原体分类

病原体包括细菌(革兰氏阴性杆菌、革兰氏阳性球菌等)、真菌、病毒、支原体、衣原体、立克次体、放线菌、螺旋体等，还包括寄生虫、藻类等。依据感染的病原体不同，将医院感染分为不同的类别。

第三节　医院感染管理进展与展望

一、医院感染管理进展

医院感染是伴随着医院的产生和发展而产生和发展的，其性质和特点不断地发生着变化，根据发展阶段的不同特点，可将医院感染管理的进程分为细菌学时代以前、细菌学时代、抗生素时代及现代医院感染管理时代；也可根据抗菌药物的发现和应用为标志，分为抗菌药物前时代和抗菌药物(现代医学)时代。

(一)细菌学时代以前

如伟大的近代护理学创始人南丁格尔(1820—1910年)对减少伤病员的病死率做出卓越的贡献，她率领几十名护士到前线医院为伤病员服务，采取建立医院管理制度，加强护理，做好清洁卫生工作，隔离传染病病人，加强对病房的通风，戴橡胶手套建立护士负责记录医院死亡病例和进行上报等，仅仅4个月时间就使伤病员的死亡率有原来的42%下降到2.3%。南丁格尔开创了护士负责医院感染监测工作的先河。

虽然感染有所控制，但是在这一时期人们还尚未认识到医院感染是由微生物的传播造成的。

(二)细菌学时代

如法国的微生物学家 Pasteur L(1822—189 年)在显微镜下发现微生物,采用加热消毒等方法减少了微生物的数量,从而控制感染。Lister J(1827—1912 年)做出了划时代的贡献,他指出术后切口化脓是微生物作用的结果,第一个阐明了细菌与感染之间的关系,并提出消毒的观念,如病人的皮肤、医生的手、使用的器械等都用稀释的石炭酸溶液消毒;使用石炭酸浸湿纱布覆盖伤口,石炭酸溶液喷雾消毒空气,通过采取相应的措施,使其手术患者因感染而死亡的病死率由 45.57% 下降到 15%。Halstead 首先在手术中使用了橡胶手套。外科无菌操作制度的建立和橡胶手套的应用一直沿用至今。

(三)抗生素时代

随着抗生素在临床的使用,医院感染出现了一些新特点。对医院感染起到很大促进作用的是 20 世纪 50 年代在欧美首先发生的耐甲氧西林金黄色葡萄球菌(MRSA)感染。这种感染很快席卷全球,形成世界大流行,引起世界医务人员的广泛关注。1958 年,在美国疾病控制中心召开了关于 MRSA 的感染学术大会,讨论使用无菌技术及相关措施,并和抗菌药物治疗结合解决医院感染问题,由此揭开了现代医院感染的序幕。

(四)现代医院感染管理时代

近年来,我国在医院感染管理中,建章立制,成立医院感染管理标准委员会,各地相继成立医院感染管理质量控制中心及各级医学会的医院感染管理分会,医院成立医院感染管理委员会等,医院感染预防与控制工作步入规范化、系统化和科学化和精细化的发展道路。

二、医院感染目标性监测和信息化管理

(一)医院感染监测

医院感染监测的方法已经由原来的综合性监测向目标性监测转变,因为全面综合性监测花费人力,收效很小,还要花费专职人员很多的时间和精力,其监测结果的可比性差;而目标性监测的针对性强,可以依据目标监测内容开展有意义的工作,按照我国《医院感染监测规范》,主要开展的目标监测包括重症监护室(病区)感染监测、外科手术部位感染监测、细菌耐药性监测、抗菌药物使用监测、中央血流导管感染监测、导尿管感染监测、重要的呼吸机使用监测、皮肤软组织感染等。对于高危因素、高危环节、高危人群做到目标性监测,对有效防控医院感染起到了积极作用。

(二)医院感染信息化建设

随着医院各项工作的不断发展,信息化建设成为获取科学数据的主要来源,受到各医院的广泛关注。在目前信息化管理的大背景下,加之 2016 年医院感染数据集的发布,有许多医院感染的数据没有信息化平台的支持,难以获得准确数据,对分析医院感染的原因,追根溯源造成困难。医院感染信息化的建设,不但能够提高医院感染信息的及时性、

正确性，而且可提高医院感染监测的效率，节省时间，使医院感染专职人员有目的开展防控指导工作，同时，可以通过信息化的平台加强与药事管理、检验管理、临床医护人员的交流和沟通。

在医院感染知识培训方面，可以把新的理论、新的知识，以及新的政策、法规和指南通过网络传播，开展网络教育、授课，使工作人员随时开展学习，提高学习积极性。

三、医院感染管理展望

（1）医院感染已经成为影响患者安全、医疗质量，增加医疗费用的重要原因，因此，科学防控，更加重视对疾病的预防，是医院感染管理的基础。

（2）依法管理，需要我们在医院感染的防控工作中严格遵守国家的法律法规。

（3）由于医院感染的发生涉及环节较多，从患者入院到出院都需要加以关注，因此，加强多学科合作是必然趋势。

（4）提高各级各类医务人员对医院感染控制措施的执行力，使之成为在临床工作中的自觉和习惯，为此，应持续教育培训和督导。

（5）做好医院感染的监测和加快信息化建设步伐，使得监测方法更加科学，监测工作向更加高效的方向发展。

（6）积极转变理念，加强学科建设和梯队建设，大力培养医院感染专家团队。

（7）加强职业安全教育，更加重视手卫生、环境卫生的管理。

（8）不断宣教医院感染"零容忍"，合理使用抗菌药物和加强对多重耐药菌的管理，做好目标性监测。

（9）加强多学科联系和合作，加强科学研究与国际的交流和合作，开阔视野，把医院感染管理工作做得更好。

第四节　医院感染管理与患者安全

医疗安全和患者安全是医院医疗工作的永恒主题，是充分体现医疗水平和服务质量的重要方面，如发生医院感染，不但影响患者个人身心健康，同时还会对家庭、社会造成负面影响，严重者还可能会造成患者死亡。

一、医院感染"零容忍"

近年来，患者安全受到全社会广泛的关注，2007年的"全球患者安全倡议活动"启动仪式暨"医院感染与患者安全"研讨会在北京召开。原卫生部副部长黄洁夫出席活动，并宣读原卫生部支持预防和控制医院感染，保障患者安全的声明。

2007年6月25—28日第34届美国医院感染年会的主题是"蓄势勃发，革新感染预防"，会议的要点是医院感染"零宽容"，其内涵是：

（1）一种文化，一个目标，一种态度，一项追求。

（2）不再认可医院感染有某一基准发病率，并满足于这个层面，而是要朝"零发病"

努力。

(3) 对待每一例医院感染均要认为是不应该发生，一旦发生，则要进行追因分析。

(4) 每一位医院工作人员，均有责任进行医院感染的预防。

二、医院感染管理的效果评价

医院感染管理的制度建立后，是否切实落实，管理的措施是否有效，工作流程是否科学等，需要与预防和控制的效果相结合进行评价，以此，避免无效工作，使开展的工作能够体现发现问题，改进不足，并持续改进。

2008 年的《医院管理评价指南》中规定了与医院感染防控相关的三级综合医院评价指标参考值：法定传染病报告率 100%，清洁手术切口甲级愈合率≥97%，清洁手术切口感染率≤1.5%，医院感染现患率≤10%，医院感染现患调查实查率≥96%，医疗器械消毒灭菌合格率 100%。其他各级医院在结合医院实际工作执行时，可作为参考。

三、医院感染管理效果评价的实施方法

(一) 现场检查

由医院感染管理的专业人员组成检查组，经过培训，按照统一的内容到现场进行检查和考评。包括实地查看文件资料、设施设备、布局流程、暴发演练、各种操作等，询问相关人员医院感染、传染病防控知识以及防护技术方法等。对检查后的内容统一汇总、分析。这种检查方法实现了边检查边督导，可提高工作效率和质量。如等级医院复审、大型医院巡查等，都是通过现场检查的方式开展的。

(二) 问卷调查和网络直报

此种方法是依据医院感染管理质量考核评价标准，科学设计调查问卷，制作工作人员方便使用的调查软件，以此开展一定范围的调查评价工作。

医院感染的监督检查逐步向着量化、精细化、同质化和科学化管理的轨道发展，建立具有本院特点的医院感染制度、工作流程，通过评价对发现的不足及时进行分析反馈，体现 PDCA 循环管理，不断提升医务人员的执行力，真正落实医院感染预防与控制措施。

近年来，通过科学研究和对医院感染控制成本效果分析显示，可降低医院感染率，提高患者生命质量、延长生命，同时节省大量卫生资源，也提高了医院的声誉。但是我们不能因此而满足现状，而是需要积极不断进一步做好医院感染防控工作，开展有关科学研究及经济学评价，尤其是加强对重点控制对象的科学研究，用数据教育工作人员。

2006—2016 年是院感发展 30 周年，历经风雨的院感人员，不断探索，积极进取，倡导科学管理，"微生物思维和精准化感控""同质化"管理，努力按照循证的观点，依据国家规章制度，制定切合实际的本土化的制度和工作流程，为患者的安全和职业安全做出有意义的贡献。

（黄新玲　彭　昕　史晨辉）

第二章　医院感染流行病学及病例监测

第一节　医院感染流行病学

一、基本概念

流行病学是研究特定人群中疾病、健康状况的分布及其决定因素，并研究防治疾病及促进健康的策略和措施的科学；是预防医学的一个重要组成部分，是预防医学的基础。

流行病学研究方法是结合社会学和卫生统计学的一种医学调查分析方法，是一种具有群体特征的宏观分析方法，广泛应用于疾病的预防、疾病的监测、疾病病因和危险因素的研究及效果评价等方面。

二、理论

(一) 流行病学

流行病学是人们在不断地同危害人类健康严重的疾病做斗争中发展起来的。传染病曾在人群中广泛流行，给人类带来极大的灾难，人们针对传染病进行深入的流行病学调查研究，采取防治措施。随着主要传染病逐渐得到控制，流行病学又应用于研究非传染病特别是慢性病，如心脑血管疾病、恶性肿瘤、糖尿病及伤、残等；此外，流行病学还应用于促进人群的健康状态的研究。流行病学在医疗实践中的应用有两个分支，一个分支为偏重于疾病的临床的"临床流行病学"；另一个分支为偏重于医院感染、医疗质量控制管理的"医院流行病学"。由于医院感染也是疾病，当从临床角度研究医院感染时，就需要应用到临床流行病学的知识。因此，流行病学方法是医院感染研究的基础方法之一。

(二) 医院感染流行病学的特点

医院感染与人群年龄有关，婴幼儿和老年人感染率高，这主要与婴幼儿和老年人抵抗力低有关；多数调查发现，医院感染与性别无关；患有不同基础疾病的病人医院感染发病率不同，其中，以恶性肿瘤病人发病率最高，其次为血液病患者；医院有无危险因素的病人，医院感染发病率不同，有危险因素的病人的医院感染发病率高。

(三) 医院感染的地区分布

不同科室的医院感染率有很大差异，通常认为，重症监护病房(ICU)发病率最高，其次为肿瘤血液病科，烧伤科等；不同级别、性质及床位数的医院感染发病率不同。级别愈高，医院感染发病率愈高；大医院高于小医院；教学医院高于非教学医院，这主要是因为前者收治的病人病情重，有较多的危险因素和侵入性操作。地区不同，医院感染发病率也不同。一般认为，贫穷国家医院感染发病率高于发展中国家，发展中国家医院感染发病率高于发达国家。医院感染发病率随季节变化的差异不明显，但也有报道称冬季发病率较高，夏季发病率较低。

三、流行病学研究内容中的统计设计

现代流行病学方法的研究进展已经将其工作程序定型，在实际工作中可根据具体情况做出适当的变化。

(一)统计设计要发现和提出研究的问题

在以病人和医务人员为主要对象的医院感染流行病学研究中，发现和提出研究的问题是第一步应该考虑和决定的。在确定研究项目时，一定要抓住某种(些)关键、尚未解决的难题作为切入点。选题的基本方法：可从招标范围中选题；从实际工作中碰到的问题中选题；从文献的空白点中选题；从科学理论发展中提出课题；延续和发展自己以往的工作，以此作为选题；对别人工作的必要重复与考核作为选题。

(二)统计设计要复习有关文献

在进行设计前，必须详细复习有关文献。通过复习文献，能帮助自己形成和完善研究假设、目的、目标；并且可以了解别人已经做过的工作，避免简单重复；还能够寻找可借鉴的方法。

(三)统计设计要明确研究目的和意义

需要明确研究的具体目的是什么，阐明及描述事实和现象，回答某个具体问题。比较差别，寻找关联，还需要从社会效果、科学意义、经济效益等方面预计该研究的意义。

(四)统计设计要确定题目

确定研究的题目，明确研究对象、处理因素和预期结果。

(五)统计设计要选择研究设计的类型

一项流行病学工作能顺利达到预期的目的，其中关键因素之一是选择好设计的类型。设计类型可以从应用目的(描述状况、检验假设、评价效果)、时间指向(前瞻、即时、回顾)、方法学(历史学、观察法、实验法)等方面分类和选择。恰当选择设计类型有3个前提：一是研究工作目的要明确；二是对流行病学的各类方法的特点及适用性要有充分的认识；三是对实施研究课题的主客观条件有正确的估计。

(六)统计设计要制定研究方法

制定研究方法包括：选择研究现场、选择研究对象、确定研究变量、确定收集资料的方法和工具，以及确定如何整理和分析数据资料、如何控制调查研究的质量。选择研究现场时，应注意能否充分提供研究用的信息，以及该研究现场的配合情况以及后勤保障。选择研究对象时，需要规定哪些对象进入研究，采用普查还是抽样调查，用什么抽样方法获得足够的样本含量，如何保障能获得足够的研究对象。确定研究变量的数目时，应对变量进行定义，选择变量的测量方法。设计调查表格及其使用说明书，为了便于统计分析，调查表中的问题最好都采用是非题或选择题的形式，对于数量指标，最好每个阿拉伯数字记一空格，如果有小数点，也应留有专门位置，还应标明计量单位。对于非数量指标，要有明确说明。现在计算机普及，资料基本都用数据库处理，因此，调查表的设计应符合计算机的录入方式。对调查人员进行培训，以达到调查的要求。确定现场资料收集方法、标本采集方法及实验室检测方法，归纳整理数据资料的方法。建立质量控制制度、资料验收制度，确定数据逻辑检验方法。

对不符合逻辑的数据，应该彻底剔除，以免影响整个调查结果。

四、流行病学中研究内容的现场调查

(一)预调查

预调查是正式开始调查前对少量对象开展调查并做正式记录，然后对这批资料按这个课题的要求进行预分析，以验收所收集的资料是否合乎要求，必要时可做适当修整。在进行正式现场调查之前，应该首先进行预调查，以检验设计是否有缺陷、是否可行，培训和考查调查队伍，进一步统一调查方法，纠正对设计的理解偏差，保证调查质量。

(二)收集数据资料

应采取措施，取得准确可靠的原始数据。原始资料在研究工作中的重要性是毋庸置疑的。只有收集到了合格的原始资料，才能做出正确的统计分析结论，保证研究工作的质量。

五、流行病学中研究内容的资料分析

(一)整理分析资料

整理资料是将原始数据系统化和条理化，以便为下一步计算和分析打好基础的过程。对收集到的数据和各种资料，应该先做检查，然后再做整理和分析。在资料的检查中，首先要搞清调查(研究)的个体是否属于规定的调查对象范围，调查对象的实查率要越高越好，但在实际工作中往往很难做到100%。为了避免和减少因实查率太低而引起的资料偏差，一般应对实查率提出一个要求，如至少要达到90%。为了避免缺项表的出现，除做好调查人员的培训外，还应该有对每一张调查表填完后做检查的安排，以便及时补充，必要时补充调查。在专业检查中，从专业的角度来发现和纠正不足。

(二)归纳整理资料

不论是手工分析还是用计算机分析，整理资料的第一步往往是要设计出一套整理表来，在用整理表或其他方式对资料做整理后，再做进一步的统计计算与分析。

(三)分析资料

分析资料又称统计分析，包括有关统计指标的计算、统计图表的绘制，有关统计方法的选用与 SPSS、SAS、Stata 等统计软件的应用等，目的是在表达数据特征的基础上，阐明事物的内在联系和规律，包括统计描述和统计推断两方面。

六、流行病学研究的基本方法

在医院感染的研究中，使用最多的仍然是流行病学的基本研究方法。医院感染研究的设计也需要遵循流行病学研究的原则。许多研究者参照加拿大 Mc Master 大学将流行病学研究方法分级的方案，依照研究方法的科学论证，一级研究者能否主动控制研究因素，可将流行病学研究方法分为以下四个级别：

一级为前瞻性随机研究设计方案，设有对照，在本级研究方法中，包括随机对照试验、半随机对照试验、组群随机对照试验、交叉试验、单个体的随机对照试验。各设计方案虽同归为一级，但彼此间的论证强度有差异，常用的是随机对照试验。

二级也属前瞻性，设对照组，但研究者不能主动控制试验干预措施，亦不能有效控制若干偏倚因素对研究观测结果的影响。常用的是队列研究、前后对照试验。

三级多设有对照组，研究者是不可能主动控制试验干预或影响因果效应因素的。常用的包括横断面研究、病例对照研究、非传统的病例对照研究以及非随机同期对照试验。

四级为叙述性研究，含临床系列病例分析、个案总结以及专家评述等，这些均非严格科研设计的产物，而是观察的描述性经验或评述，所以科学论证强度通常较弱。

(一)描述性研究

描述性研究又称描述性流行病学，基本方法是以某条件、特征或变量来分组，然后测量疾病的频率分布，如发病率、死亡率等。主要描述分布的地区特征、时间特征、人群特征。无对照，不能分析暴露与效应之间的联系。它包括横断面调查、筛查、生态学研究等方法，以横断面调查最为常用。横断面调查时，在某一人群中应用普查或抽样调查的方法收集特定时间内疾病的描述性资料，以描述疾病的分布及观察某些因素与疾病之间的关联。从时间上说，是在某一时点或在短暂时间内完成的，依据调查所需的时间不同，分为时点患病率和时期患病率。它所用的指标主要是现患率(患病率)，所以又称为"现患率调查或患病率调查"。在病因分析时，该方法只能对病因提出初步线索，而不能得出有关病因因果关系的结论。

横断面调查描述疾病的现况和分布；了解影响疾病分布的相关因素；衡量人群患病程

度，及早发现病人；了解疾病的变动趋势；评价疾病防治干预措施的效果；为疾病监测或其他类型的流行病学研究提供基础；为卫生决策的制定和卫生资源的合理利用提供依据。横断面调查的类型有普查和抽样调查两种类型。普查是对于一定时间、一定范围的人群中每一成员均做调查。其优点在于在确定调查对象上比较简单，能发现人群中的全部病例。其缺点在于调查对象多，调查期短，易发生漏查；参加人员多，调查质量不易控制。因此，对患病率低，诊断复杂的疾病不宜开展普查。抽样调查是调查某一人群中有代表性的一个样本。抽样首先必须遵循随机化的原则，才能获得具有良好代表性的样本，并通过样本信息推断总体。其次，要有足够的样本含量，按照计算样本大小所规定的条件确定能够保证调查研究精确度较高的研究结果。抽样调查的优点是节省人力、物力和经费，能在较短时间内取得精确度较高的研究结果。抽样调查的缺点是随机抽样比较复杂。调查设计时，明确研究目的是研究的关键，开展一项横断面调查时，必须对达到的何种目的，解决什么问题有明确认识。抽样方法有单纯随机抽样、系统抽样、分层抽样、整群抽样、多级抽样。为了防止和减少调查中所产生的系统误差，调查之前，应对调查员进行培训，使之熟悉调查表的应用，对可能遇到的问题做出统一规定，培训后要进行考核，做调查员调查结果的一致性检验。横断面调查样本量大，调查项目多，所得数据量较大，易出现各种差错，所以，在分析前必须先做资料的审核与整理。剔除不符合要求的调查表时，应合理有据，采取慎重态度。

(二) 分析性研究

分析性研究包括病例对照研究和队列研究。

病例对照研究是分析流行病学最基本、最重要的研究类型之一，是一种回顾性具有对照的调查研究方法。其基本原理是，以现在确诊的患有某特定疾病的病人作为病例，以不患有该病但具有可比性的个体作为对照，收集既往各种可能的危险因素的暴露比率，经统计学检验，借助病因推断原理，分析因素与疾病之间的关联。

队列研究又称前瞻性研究，是通过测量及比较一组或多组研究队列的疾病的发病率或死亡率，确定暴露因素与疾病的关系，从而达到检验病因假设的目的。队列研究一次只能研究一个因素，因此选准可疑因素至关重要。凡在群体中研究某种可能的致病因素或某项措施对相对固定人群的影响，均可适用队列研究。这种方法常用于病因研究、治疗性研究、预防性研究或预后研究，描述疾病自然史。队列研究按照观察时间顺序，可分为前瞻性与回顾性(历史性)队列研究，有时还会有双向性队列研究。前瞻性队列研究是从现在时点开始，根据每个研究对象的暴露资料对研究对象进行分组，随访相当时期，比较各组之间对目标疾病的发生率或病死率的差异。回顾性队列研究或历史性队列研究则是追溯从过去某个时间开始，根据过去暴露记录对研究对象进行分组，并根据记录，随访每个研究对象的结局发生情况。由于回顾性队列研究是从过去的某个时点开始到现在为止，所观察的目标疾病已经发生，对过去的检查诊断方法或暴力因素的强度，都没有选中的余地，故而准确性会受到一定影响。双向性队列研究是从过去时点开始直到现在，又从现在时点开始作同期随访，到将来某个时期为止，即在历史性队列研究之后，继续进行一段时间的前瞻性研究。队列研究的样本大小受到一定人群中所研究疾病的发病率、暴露组与对照组人群的预期发病率之差、所希望达到的检验显著性水平和检验把握度的影响。统计分析方法队列研究结束时，将研究对象的组成、随访经过、时间长短、结局的发生和失访的情况等做出描述。计算各种研究因素在研究组的发病率和死亡率，然后比较暴露组与非暴露组的差别。

(三)研究对象分组

流行病学实验研究以病人或正常人为研究对象，研究者将研究对象随机分为实验组和对照组，将所研究的干预措施给予试验组人群后，随访观察一段时间，并比较两组人群的结局，如发病率、死亡率，治愈率等，对比分析试验组与对照组之间效应上的差别，判断措施的效果。

第二节 医院感染病例监测

医院感染病例监测是指系统地观察一定人群中的医院感染发生和分布及其各种影响因素；对监测资料定期地进行整理分析，并向有关人员反馈，及时采取各种防治对策和措施；同时，对其防治效果和效益进行评价，不断改进，以达到控制医院感染的目的。在医院感染监测中，收集资料的核心是感染病例的发现，然后再围绕引起感染病例的有关因素进行调查。因此，感染病例资料的调查与收集是最具体、最基础的工作之一，资料收集详细、准确、全面，对于制定相应的医院感染控制措施有着十分重要的意义。主要调查方法有发病率的调查和现患率的调查。

一、基本概念

(1)医院感染：是指病人在入院时不存在也不处于潜伏期而在住院期间发生的感染，同时也包括在医院内感染而在出院后发病的感染。医院感染的诊断主要依靠临床资料、实验室检查及其他检查和临床医生的判断。

(2)发病率调查：是指在一定时期内，对特定人群中所有病人进行监测，病人在住院期间甚至在出院后(如出院后手术病人的监测)都是被观察和监测的对象，它是一种持续、纵向的调查，需要投入较多的人力、时间和经费。

(3)前瞻性调查：是一种主动的监测方式，由感染控制专职人员定期、持续地对正在住院的病人或手术后出院的病人的医院感染发生情况进行跟踪观察与记录，及时发现感染控制中存在的问题，并定期对监测资料进行总结与反馈。此调查方法能早期发现感染病例的聚集或流行，并能采取积极主动措施加以控制。

(4)回顾性调查：是一种被动的调查方式，由感染控制专职人员定期对出院病例进行查阅来发现医院感染病例的一种方法。此调查方法也能发现感染病例的聚集与流行，但不能采取积极主动措施加以控制。

目前，此方法已经不作为主要调查方法，只是在可疑或医院感染暴发时、科研研究等时才考虑进行回顾性调查。

(5)现患率调查：又称现况调查或横断面调查，利用普查或抽样调查的方法，收集一个特定的时间内，即在某一时点或时间内，有关实际处于医院感染状态的病例资料，从而描述医院感染及其影响因素的关系，这种调查可在很短的时间内完成，节省人力、物力和时间。

医院感染现患实查率应大于等于96%。

二、理论

感染控制专职人员掌握各类感染性疾病的诊断，采取正确的调查方法，并能及时正确地发现医院感染病例。下列情况应归为医院感染：对于有明确潜伏期的疾病，自入院第1日算起，超过评价潜伏期后所发生的感染；对于无明确潜伏期的疾病，发生在入院48小时后的感染；若病人发生的感染直接与上次住院有关，亦为医院感染；在原有医院感染的基础上，出现新的不同部位的感染（除外脓毒血症迁徙灶）或在原有感染部位已知病原体的基础上，又培养出新的病原体（排除污染和原来的混合感染）的感染；新生儿在分娩过程和在产后发生的感染。下列情况不应归为医院感染：在皮肤黏膜开放性伤口或分泌物中只有细菌的定植而没有临床感染症状和体征；有损伤产生的炎症反应或由非生物因子如化学性或物理性刺激而产生的炎症等；新生儿经胎盘获得（出生后48小时内发病）的感染如单纯疱疹病毒、弓形虫、水痘病毒和巨细胞病毒等；病人原有的慢性感染在医院内急性发作。

感染病例资料收集方法一直受到重视，因为它直接影响到医院感染监控质量。在开展医院感染监测前，对全院医务人员应进行医院感染相关知识的培训，使他们能积极主动地配合感染病例的调查与控制工作。感染控制人员应经常定期深入病房和实验室与临床工作人员讨论病例或参加查房，不仅可促进信息交流，还可减少因病情的发展与转归因人而异，而产生的漏报和错误。病例中记录有病人的入院日期、手术日期、体温变化情况及大小便排泄情况，通过体温曲线的描述可了解发热的起止时间、热型，大多数全身与局部的急、慢性感染都有发热，但有些疾病可致非感染性发热（如血液病）、变态反应的风湿热、药物热，如恶性肿瘤、结缔组织疾病、物理和化学损伤（如热射病）、大手术后、中毒、神经源疾病、甲状腺功能亢进症、无菌性组织坏死等。还有些病人由于免疫功能低下，感染时发热不明显，调查时应注意鉴别。

通过病人的血、尿、粪、分泌物、穿刺液的微生物培养及药物敏感试验，可以找到感染线索，感染控制专业人员应与医院感染病例、可疑者和临床病例进行对照分析，依照医院感染诊断标准进行诊断，并督促临床医务人员根据病情及时送标本进行检验。微生物实验结果与标本收集正确及培养条件有关，有些病原体不能被分离，因此不能因检查结果阴性而排除感染的可能；此外，潜在的病原体的分离可能代表的只是细菌的定植而不是感染。

根据抗菌药物的给药途径、应用种类、联合用药的变化情况，可判断有无感染或感染加重。一个病人在入院时没有使用抗感染的药物，住院一段时间应用了抗感染的药物，或由低级的抗感染药物改为高级的抗感染药物，或由使用一种抗感染药物改为联合用药或给药途径由口服改为静脉用药等，可能会提示有感染或感染加重。此信息主要从医嘱单获取，抗感染药物的更改原因在病历上有详细的记录。

各种侵袭性操作应用时间越长，感染的概率越大。医嘱单应有详细的侵袭性操作起止记录。病历记载有病人的现病史、既往史、疾病的诱发因素，以及疾病的发生、发展、治疗处置情况，治疗效果评价及各种并发症和感染情况的记录与处理等内容。询问和监测病人是发现感染病例的一种方法，重点关注的对象是那些已明确具有感染危险性的器械使用情况或操作情况的病人，如留置导尿管、血管内插管、机械通气和接受手术的病人。

（一）发病率调查

这是指对一定时期内医院感染的发生情况进行调查，是一个长期连续的过程，可采用前瞻性调查和回顾性调查两种方式，可提供本底感染率以及所有感染部位和部门资料，其中前瞻性调查可以早期发现医院感染的暴发流行。主要计算指标是发病率。另外，调查中还应该包括医院感染病例的漏报率。

调查表的设计应合理、简便、全面，以便于医院感染资料的统计与分析，调查表的基本内容为：管理资料，包括医院编号、感染病人编号；病人一般资料，包括姓名、性别、年龄、住院号；病人的住院资料，包括科别、病室、床号、出入院日期、入院诊断等；医院感染特征资料，包括感染日期、感染部位、确证与疑似、预后与归转；引起医院感染的危险因素，包括泌尿道插管、动静脉插管、呼吸机、免疫抑制剂、肾上腺糖皮质激素等应用情况；手术情况，包括手术日期、手术名称、手术时间、手术者、切口类型、麻醉方式、麻醉评分（ASA）、术中出血及输血情况等；病原学监测情况包括送检日期、标本名称、监测方法、病原体、药敏试验结果；抗菌药物应用情况，包括药名、剂量、给药途径、起止时间等。

医院感染病例调查表的填写只包括调查期间新发生的医院感染病例。参加全国医院感染监测网的单位，诊断的代码按国际疾病分类 ICD-10 予以分类。

科室是接收患类似病的病人或接收类似治疗的病人的一个单位。科室将具有相似危险因素的病人归类，通过分科室报表，可以计算科室的发病率。科室主要包括：内科、外科、妇科、产科、儿科、五官科、其他科室。感染日期是指出现症状或实验室出现阳性证据（收集标本的日期）的日期。可以计算：入院到发生感染的间隔；手术到发生感染的间隔；用以区别在同一病人同一部位在不同时期的感染。当实验室结果作为感染诊断依据时，应将收集实验室标本当天的日期而不是出结果的日期作为感染日期。感染部位按《医院感染诊断标准》，主要分为上呼吸道、下呼吸道、胃肠道、泌尿道、手术切口、血液、皮肤与软组织、其他等。注意，ICU 病人指病人在 ICU 接受观察、诊断、治疗时发生的感染，是病人进入 ICU48 小时后以及出 ICU48 小时内发生的感染。

感染病例调查工作程序要求：感染控制专职人员（医生或护士）根据临床报告线索查阅病例，必要时检查询问病人，根据医院感染诊断标准判断是否为医院感染，确诊者填写感染病例调查表。对于诊断依据不足者，和医生交流，建议完善相关有利于确诊的检查，并追踪观察可疑病例及各项检查结果，以提高感染病例的诊断率。询问病室的医生及护士是否有医院感染病例，查阅病例及各种护理记录单，根据所提供的信息寻找感染病例线索。也可查看住院病人一览表，根据入院时间的长短，对入院 2 日以上的病例进行查阅。通过网络直报者，可先对各科室报告的感染病例进行审核反馈，然后再到科室与医生进行沟通，避免有诊断无依据，有依据不诊断的情况发生，提高报告质量。

对于住院时间长、病情严重、免疫功能低下、接受侵入性操作、正在隔离、体温升高和使用抗菌药物的病人，除了查阅病例，询问医生有无新的感染发生外，还应到病人病床旁了解。发现可疑感染者，建议医生做好相应检查，并提供感染控制建议。对在病房调查过程中常有因检查结果未完善的病例、医生报告未及时填表核实的病例或由于周转快而出院的病例，感染控制人员还需到病案室查阅出院病例，对感染病例资料进行完善，补充或修正感染诊断。

(二)现患率调查

现患率调查主要是用来摸清基本情况，故调查内容不宜过多过细，更不能企图用它来解决某项深入细致的专题研究。对于缺乏条件开展医院感染长期监测的医院，可以采用定期或不定期的现患率调查来了解医院内感染发生的情况；对于开展目标性监测的医院，可通过定期开展现患率调查，了解某地区医院感染情况。反复进行现患率调查，可以看出医院感染的长期趋势，用于控制效果评价。现患率调查主要计算现患率，可以此估计发病率，由于包括新、老病例，所以总是大于同期发病率。

现患率调查诊断依据：开展现患率调查时，对感染病例的诊断依据和标准同发病率调查所不同的是，发病率调查时关注的是观察期间人群中新发生的医院感染病例数，而现患率调查的则是在某一时段或某一时点的医院感染发生的实际情况。因此，在调查时间前已发生的医院感染在调查时仍未治愈的感染病例，以及正在发生的医院感染病例均属于调查登记的对象，这在进行现患率调查时应特别注意。

现患率调查表的设计应根据调查的目的和要求而定，不需要的项目一个也不需要列出，每次开展调查前应有一个调查的目标。调查表有个案登记表和床旁调查表两种，每个被调查病人，无论有无感染，均要填写 1 份个案登记表。

个案登记表基本内容：管理资料，包括医院编号、病人编号，病人一般资料，包括姓名、性别、年龄、住院号，这些资料提供病人的基本特征，为资料的查询及复核提供方便；病人的住院资料包括科别、病室、床号、入院日期、入院诊断等，为资料分类、分析、比较提供信息；医院感染特征资料，包括医院感染发生情况、感染部位、病原学检查情况；引起医院感染的危险因素，包括泌尿道插管、动静脉插管、呼吸机、免疫抑制剂、肾上腺糖皮质激素等应用情况；手术情况，包括手术日期、手术名称、手术时间、手术者、伤口类型、麻醉方式等；抗菌药物应用情况，包括药名、剂量、给药途径、起止时间、联合用药等；其他，如经血传播病原体，细菌培养送检，特殊细菌耐药情况等。

床旁调查表内容为在进行床旁调查时记录病人感染发生情况，主要内容包括病室应查人数、实际调查人数、病人姓名、床号、医院感染部位及症状特征等。

现患率个案调查表填表说明编号由调查人员决定，可按流水号编号，或由病室及床号组成，如"2-10"表示 2 病室第 10 个病人。科室应写入其科室名称。诊断应填写病人当前诊断。医院感染中，"存在"包括：调查日新发生的医院感染；过去发生的医院感染，在调查日该感染仍未治愈的病人或部位。"不存在"包括：过去发生的医院感染，在调查日治愈的病人或部位；没有感染的病人；医院感染诊断应根据医院感染诊断标准填写，汇总时归类为呼吸系统(上呼吸道感染、下呼吸道感染、胸膜腔感染)。泌尿系统包括泌尿道感染。消化系统和腹部包括感染性腹泻(食管、胃、大小肠、直肠感染、抗生素相关性腹泻、病毒性肝炎、腹腔内组织感染)。手术部位包括表浅手术切口感染、深部手术切口感染、器官腔隙感染。中枢神经系统包括细菌性脑膜炎。血液系统包括血管相关性感染、菌血症、输血相关感染。皮肤和软组织包括皮肤感染、软组织感染、压疮感染、乳腺脓肿或乳腺感染、脐炎、新生儿脓包病、烧伤部位感染。其他还包括非手术后颅内脓肿、无脑膜炎的椎管内感染,心血管系统感染、骨、关节感染、生殖道感染、口腔感染,以及以上未包括的感染。病原体是指医院感染部位的病原体。一个感染部位若为混合感染,则有多个病原体。医院感染危险因素包括泌尿道插管、动静脉插管、使用呼吸机、气管切开,入院后有过上述操作即为"是",否则为"否"。如果有泌尿道感染,并且在泌尿道感染前2日内有泌尿道插管操作,"泌尿道插管日期在泌尿道感染日期之前"即为"是",则认为泌尿道感染与泌尿道插管有关;否则为"否"。如果有血液感染,并且在血流感染前2日内有动静脉插管操作,"动静脉插管日期在血流感染日期之前"即为"是",则认为血流感染与动静脉插管有关;否则为"否"。如果有肺部感染,并且在肺部感染前2日内使用了呼吸机,"使用呼吸机日期在肺部感染日期前"即为"是",则认为肺部感染与使用呼吸机有关;否则为"否"。如果有肺部感染,并且在肺部感染前2日内有气管切开,"气管切开日期在肺部感染日期前"即为"是",则认为肺部感染与气管切开有关;否则为"否"。血液透析、免疫抑制药、肾上腺糖皮质激素、放射治疗、化学药物治疗病人入院后做过治疗即为"是";否则为"否"。手术是指病人本次入院后进行的手术操作,切口分4类,分类标准同发病率调查中切口分类标准。抗菌药物使用情况是指调查日抗菌药物的使用情况,包括静脉注射、肌内注射、口服(调查日之前的不计),以及抗结核治疗药物,抗菌药物的雾化吸入,抗病毒药物(如阿昔洛韦、利巴韦林),眼科(抗菌药物滴眼),耳鼻喉科(耳、鼻的滴药),烧伤科(烧伤部位抗菌药物覆盖)等局部用药,抗真菌药物等可根据调查目的不同进行选择。目的是单纯用于治疗者为治疗用药,目的是单纯用于预防者归为预防用药,若两者兼有,则归入预防+治疗。不能确定者,可询问病室主管医生。联用是指调查日使用不同种类抗菌药物的数目。细菌培养表示凡治疗用药者(包括预防+治疗用药者)均需注明是否送细菌培养。预防用药和未用抗菌药物者不填写。抗菌药物的用法是指使用抗菌药物者当日的所有使用药物均应列出,列出方式为名称、总剂量、给药途径。

现患率调查计划书:为了有计划、有步骤地开展现患率调查,在进行调查前,应进行周密的计划和安排,计划书是对开展现患率调查工作的一个整体安排,内容包括:目的、调查范围对象、组织形式、调查时间、调查前的准备、调查方法、诊断标准、培训安排、调查表的设计、汇总表的设计及附件等。

调查时间:可以是某一时点或某一时段。调查前的准备工作包括组织者以书面形式通知参加调查单位的主管院长或医院感染管理委员会主任做好调查的准备工作;在调查前4~7日向各参加调查的单位或科室发出书面通知,告之调查的目的和要求,要求各科室完善调查对象各项与感染性疾病诊断有关的检查。

调查方法:调查人员的配备与分工包括医院感染管理科负责整个调查的实施工作。调查人员由医院感染控制人员和各病区主治及主治以上医生组成;或通过卫生行政部门从其他医院抽调，邀请其他医院感染控制专职人员协助。调查人员的数量：根据需调查的病人数，至少按每50张床位配备1名调查人员。调查前1~2日对参与调查人员集中培训，培训的内容主要包括调查的目的、方法、调查表的填写要求、诊断标准等。调查人员分组是应根据参加培训人员的多少分为若干组，各组3~4人，由感染控制专职人员和临床医生组成，并随机分配好负责调查的区域。调查对象主要为调查日0~24时所有的住院病人，包括当日出院、转科、死亡病人的新老医院感染发生情况。调查日新入院的病人不列为调查对象。调查步骤具体为：调查人员进入病房后（或前日），先了解所调查科室调查日所有病人总数，并将病人的姓名、床号登记在床旁的调查表上，由1名内科医生或感染控制专职人员逐一对病人进行床旁询问和体格检查，每人至少3分钟，发现有感染者，将感染诊断登记在床旁调查表上。其他调查人员根据调查表上的内容逐一翻阅病例，具体查阅方法同发病率调查；每个病人均需填写医院感染现患率个案调查表，调查表上的每项内容均不得遗漏；对床旁调查和病例调查的感染病人的诊断有分歧时，由调查小组成员根据诊断标准讨论后确定。

所有的调查工作尽量在调查日完成，对有疑问或需要追踪的病例，可于次日完成，但不得重复，调查表由调查人员填写，医院感染控制专职人员检查每一调查表是否填写完全。调查结束后，由医院感染专职人员将资料按要求汇总上报有关部门，并向医院医务人员反馈。

(三)计算方法

$$医院感染现患率 = \frac{同期存在的新旧医院感染病例（例次）数}{观察期间危险人群人数} \times 100\%$$

$$实查率 = \frac{某病房实际调查病人数}{某病房住院病人数} \times 100\%$$

漏报率调查是医院感染病例的调查，由于调查的方法以及人员的配备常受到各种条件的影响和限制，医院感染病例数据常低于实际医院感染发生情况，即产生漏报现象，不能真实反映某医院或某地区的医院感染发生的真实情况。为了适时调整监测方法、通过检查质量，定期或不定期地开展漏报率调查。

调查主要是对开展发病率调查工作状况的一种回顾，在进行发病率调查时，一方面要求临床医生积极上报，另一方面要求专职人员多深入病房，早期发现医院感染苗头，因此漏报率的调查可以针对临床医生的漏报和专职人员的漏报来开展。

漏报调查表的设计：漏报调查表可以用发病调查表代替，填表的方法同发病率调查，只是填表时在表上注明漏报调查，便于统计和核对区分漏报病例；也可以为漏报调查设计专门的调查表，填表时，感染部位、易感因素、侵入性操作均可用代码表示。

临床漏报率调查的目的是提高临床医务人员的医院感染监控意识及感染性疾病的诊断水平，提高感染控制质量。不仅临床医生要及时报告感染病例，专职人员在对某一病区的医院感染病例进行调查时，也要对临床医生报告的感染病例进行核实，并根据各种记录单、抗菌药物应用情况、侵袭性操作应用情况、微生物检验结果等，对病房内所有病例进行查阅及床旁询问。医院感染的病例调查是以月为单位进行统计和分析的，漏报率的调查也是以月为单位进行的，确定调查月份之后，对该月所有的出院病例进行回顾性调查，根据原定的医院定义和诊断标准，检查每一份该月的出院病例是否有医院感染发生，查阅病例的方法同发病率调查的方法。对所有医院感染病例进行登记，然后将登记的病例与调查月上报的病例进行核对，调查月中上报资料中没有的病例为漏报病例。

漏报率的计算公式如下：

$$漏报率 = \frac{漏报病例数}{已报病例数 + 漏报病例数} \times 100\%$$

根据漏报率，可估计实际发病率，计算公式如下：

$$估计实际发病率 = \frac{报告发病率}{1 - 漏报率} \times 100\%$$

(四) 医院感染病例常用的统计指标

发病率：是指在一定的时间里，处于一定危险的人群中新发病例的频率。

$$医院感染发病(例次)率 = \frac{同期新发生医院感染病例(例次)数}{观察期间危险人群人数} \times 100\%$$

观察期间危险人群：人数观察期间危险人群数一般以月为单位计算，为便于统计，一般以出院人数或在院人数代替。如果是以出院人数(在院人数)作为分母计算感染率，各部门各科室都必须报告出院人数(在院人数)。目前我国全国医院感染监测网的资料统计时以出院人数作为观察期间危险人群数(分母)来计算各部门的感染率。

医院感染发病率表达方式：观察期间危险人群数医院感染发病率，有两种表达方式，即人数发病率和例次发病率，有些病人在观察期间发生多次或多部位感染，应计算医院感染例次率，例次率一般等于或高于医院感染人数发病率。在医院感染的研究报告中应注明计算方法和调查方法，以便于资料的类比。

现患率：一定时间内，处于一定危险人群中的实际病例的频率。

$$医院感染现患率 = \frac{同期存在的新旧医院给那人病例(例次)数}{观察期间的危险人群人数} \times 100\%$$

由于现患率调查包括了新旧病例，因此现患率总是大于发病率。

罹患率：一种特殊的发病率，是以百分率来表示，多用于医院感染暴发流行统计。

$$罹患率 = \frac{观察期间新的医院感染病例(例次)数}{观察期间暴露危险人群人数} \times 100\%$$

构成比：说明某一事物内部各组成部分所占的百分比重活分布，常用百分数表示。

$$构成比 = \frac{某一组成部分的观察单位数}{同一事物各组成部分的观察单位总数} \times 100\%$$

医院感染资料汇总表达方式：通过对感染监测资料进行分析，采用合适的表达方式可直观明了地看出整个地区或单位的医院感染总的情况，比较各科室感染例次发病率；比较不同科室相同感染的流行与暴发，如某一时期的感染发病率明显高于一般水平，则应认真考虑是否有同一因素在起作用。进行资料的绘制分析时常常用到一些统计图表，巧妙地运用能简单、直观地反映事物内在的联系。

医院感染资料的报告与反馈：每月底将医院感染病例通过医院感染计算机软件将资料录入进行统计，监测资料通过整理分析后对发现的问题应进行总结写成报告，向有关领导和部门进行反馈，监测资料一般每月汇总1次，汇总的内容有各科室的医院感染发病率，感染部位构成比，各类切口感染率等，反馈的方式有"医院感染反馈单"或编写"医院感染监控信息"等。如有特殊情况，如医院感染的流行与暴发时则应及时向有关部门报告。

（五）医院感染实时监控系统中疑似感染病例智能判断的实现

近年来，医院感染发病呈上升趋势，暴发事件频发，警示我们，采用依靠医生上报和回顾性调查为主的工作模式进行医院感染监测，并不能有效避免医院感染的发生。自20世纪90年代末开始，国内不少医院相继开发出自己的监测软件，从最初的单机录入辅助统计分析，到目前依托医院信息系统建立的医院感染监测系统，均不同程度地提高了感染监测效率。

目前多家经研发的"医院感染实时监控系统"，依据《医院感染诊断标准（试行）》（卫医发〔2001〕2号）中的感染诊断条件，参考手工查阅病历的诊断经验，制定出疑似医院感染病例的筛查策略和预警条件。从医院管理信息系统中实时提取感染相关信息，系统根据各类信息与感染发生相关程度进行自动排序、整合、分析，按科室输出疑似感染病例预警信息。实现了住院患者疑似感染病例的自动筛查与智能判断。专职人员对每个病例生成直观形象的感染相关信息时序图，同时可自动生成各种感染数据报表，与回顾性调查数据比较，该监控系统确认的医院感染病例数增加20%。医院感染实时监控系统具有实时、高效、准确等特点。疑似医院感染病例的智能判断节约了感染管理专职人员病例筛查与感染诊断的时间，为临床干预赢得最佳时期，收到良好监控效果。

加强信息化管理是保障院感管理工作，方便感染管理专职人员处理预警病例，提高感染诊断的效率和准确性的有效手段。

第三节 医院感染暴发流行调查与控制

医院感染暴发中感染病例占整个医院感染病例的1%~5%左右，严重医院感染事件的发生将会对社会、医院和病人造成巨大损失的影响。做好医院感染暴发的早期发现与识别、及时报告、及时有效的采取治疗与控制措施，是医院感染防控的重要工作。

一、基本概念

（1）医院感染暴发是指在医疗机构或其科室的患者中，短时间内发生3例以上同种同源感染病例的现象。

（2）疑似医院感染暴发指在医疗机构或其科室的患者中，短时间内出现3例以上临床症候群相似、怀疑有共同感染源的感染病例的现象；或者3例以上怀疑有共同感染源或感染途径的感染病例的现象。

二、医院感染暴发理论及相关工作

(一)医院感染暴发的报告

当医疗机构出现医院感染暴发时，应及时向医院有关领导和上级主管部门报告，《医院感染管理办法》中明确规定，医疗机构经调查证实发现以下情形时，应当于 12 小时内向所在地县级卫生行政部门报告，并同时向所在地疾病预防控制机构报告。5 例以上疑似医院感染暴发；3 例以上医院感染暴发。县级卫生行政部门接到报告后，应当于 24 小时内逐级上报至省级卫生行政部门。省级卫生行政部门接到报告后组织专家进行调查，确认发生以下情形的，应当于 24 小时内上报至国家卫生健康委员会。5 例以上医院感染暴发；由于医院感染暴发直接导致患者死亡；由于医院感染暴发导致 3 人以上人身损害后果。

医院发生以下情形时，应当按照《国家突发公共卫生事件相关信息报告管理工作规范(试行)》的要求，在 2 小时内向所在地县级卫生行政部门报告，并同时向所在地疾病预防控制机构报告。所在地的县级卫生行政部门确认后，应当在 2 小时内逐级上报至省级卫生行政部门。省级卫生行政部门进行调查，确认发生以下情形的，应当在 2 小时内上报至国家卫生健康委员会。10 例以上的医院感染暴发；发生特殊病原体或者新发病原体的医院感染；可能造成重大公共影响或者严重后果的医院感染。

医疗机构发生的医院感染属于法定传染病的，应当按照《中华人民共和国传染病防治法》和《国家突发公共卫生事件应急预案》的规定进行报告和处理。

当出现医院感染暴发趋势时，应及时报告医院感控科及医院相关管理部门。医院感染暴发报告的内容包括：医院感染暴发发生的时间和地点、感染初步诊断、累计感染人数、感染者目前健康状况、感染者主要临床症候群、疑似或者确认病原体、感染源、感染途径及事件原因分析、相关危险因素、主要检测结果、采取的控制措施、事件结果和下一步整改工作情况等。

(二)医院感染暴发的管理

医院感染暴发控制要措施得力，科学指导，上级支持是控制工作的基础与前提。应按照《医院感染管理办法》对医疗机构和不同部门与人员的职责做明确规定并督导执行。

医院感控委员会研究并制定本医院发生医院感染暴发及出现不明原因传染性疾病或者特殊病原体感染病例等事件时的控制预案。感控管理部门对医院感染暴发事件进行报告和调查分析，提出控制措施并协调、组织有关部门进行处理。医疗机构应当及时发现医院感染病例和医院感染暴发，分析感染源、感染途径，采取有效的处理和控制措施，积极救治患者。医疗机构发生医院感染暴发时，所在地的疾病预防控制机构应当及时进行流行病学调查，查找感染源、感染途径和感染因素，采取控制措施，防止感染源的传播和感染范围的扩大。卫生行政部门接到报告，应当根据情况指导医疗机构进行医院感染的调查和控制工作，并组织提供相应的技术支持。

(三)医院感染暴发特点

医院感染暴发必备三个基本环节：感染源、感染途径和易感人群，缺少其中任一环节，医院感染暴发会自动终止。不同类型的感染暴发，发生的病例数可以相差较大，流行过程可长可短。医院感染暴发可以是局部在某科室或某医院，暴发波及范围可大可小。医院感染暴发具有多样性，可以为不同部位的感染暴发，也可以为单一病因引起的同一感染暴发，还可以是同一病原体引起的不同部位的感染。引起医院感染的病原体多为条件致病菌，引起暴发的病原体可为同一病原体，也可为不同病原体所致。医院感染暴发感染源的确定较为困难，可为病人或病原携带者。引起医院感染暴发的因素复杂，在进行调查和分析时要仔细，大多为外源性感染，有明确的传播方式，多数是可以预防的。

(四)医院感染暴发的早期发现

早期发现并及时采取措施控制医院感染暴发，降低罹患率，十分重要。早期发现的方法主要有开展医院感染监测，这是发现医院感染暴发的有效方法。医院感染发病率较平时或上月同期明显增高，经统计学分析具有显著性意义，或医院感染在某一病区出现聚集病例时，则可能存在医院感染的暴发，应及时进行调查。医务人员在日常诊疗和护理工作中发现医院感染病例增多现象时，应意识到存在医院感染暴发的可能，及时向科主任与感控管理部门报告，以便及时进行调查。当临床微生物室在病原体培养、分离工作中发现某种感染的病原体增多或分离到新病原体时，均应警惕有医院感染暴发的发生或聚集性感染发生的趋势。在做好早期发现医院感染暴发的同时，遇到医院感染监测系统改变、实验室方法改变、标本污染等情况导致暴发假象时，应认真甄别暴发是否存在。

(五)医院感染暴发的调查

由于医院感染有其自身的特点，暴发调查工作有其特殊性。调查方法一般包括如下：

(1)核实诊断。对怀疑患有医院感染的病例进行确诊，确诊的依据主要是临床资料、实验室检查和流行病学信息，综合分析资料并做出正确的判断。包括在核实诊断时应明确规定医院感染病例的定义。定义病例的方法根据感染病人的临床症状和体征确定病例定义、根据病原体确定病例的定义，确定感染病例定义对调查十分重要，在进行病例的确诊时，应以大多数病例的临床表现为依据，并结合流行病学特征以及细菌学或血清学结果。

证实暴发根据确诊病例，在流行范围内计算医院感染的罹患率，若医院感染罹患率显著高于该科室、病区、医院或某一地区医院感染一般发病率水平，则证实有医院感染暴发。

(2)提出初步假设。查阅和参考相关文献资料，在收集和初步分析首批暴发病例原始资料时，提出引起本次感染暴发的感染源和感染途径的假设。建立假设对调查过程具有指导作用，是进一步调查的基础。

(3)确定调查目标。医院感染暴发调查的目标是查明感染的性质，以及发生的范围、程度和可能的原因。调查感染发生的种类及其诊断，是否属于医院感染，所涉及病原体的种类及其特性。调查人员详细了解感染发生的病例数，首次病例发生的时间、病例发生的时间顺序，以前有无类似现象的发生；病例的分布，其他病房有无类似病例的发生；病例主要集中发生在哪类病人，其特点包括年龄、基础疾病、发病前有无特殊诊疗操作等。

（4）现场调查。主要包括调查病例、查明感染源及感染途径、采集标本、采集应急的治疗与控制措施等。制定病例调查表进行医院感染病例调查，逐项登记有关资料，调查内容包括：病人一般资料，如姓名、年龄、性别、住院号、入院诊断等；感染发生的情况，如感染日期、临床症状、体征、感染部位、病原体培养及相关检查结果；病人地区分布，如科室、房间号、床号等；手术病人应详细记录手术间号、手术时间、手术者、麻醉师、手术器械情况等；病人接受的特殊诊疗操作，如动静脉插管、有创呼吸机的使用、内窥镜检查等；病人使用的抗菌药物等。进行感染病例调查时，应同时对相同地区、同时期处于相同条件下未发病的病人按照同样的内容进行调查。标本采集及检验，采集医院感染病例标本、可疑感染源标本和感染媒介物标本，病例标本以感染部位标本为主，可疑感染源标本包括可疑携带者和环境标本；感染媒介物标本包括医务人员手、鼻咽部标本、各种诊疗器械、一次性使用无菌医疗用品等。对病人的密切接触者，必要时也应进行采样。对分离到的病原体应进行鉴定和药敏试验，有条件时，可进行质粒分型和 DNA 序列分析。此外，还应调查医院感染暴发期间同期的住院病人数，以便计算罹患率；本院其他科室类似感染的发生情况，以及暴发期间人员流动和环境改变等。

（5）制定并组织落实有效的控制措施。感染暴发时控制措施的落实越早越好。控制措施一般包括加强感染源的管理，当引起感染暴发的病原体毒力大、传染性强时，积极落实治疗措施，并及时隔离感染病人，以预防其他病人和医务人员发生感染。切断传播途径，由于医院感染的暴发多数为外源性感染导致，可通过加强医疗用品灭菌、环境物品的清洁消毒、医务人员无菌操作和手卫生、一次性使用无菌医疗用品管理、消毒药械的管理等措施，控制暴发的发生与蔓延。保护易感人群，对抵抗力低的人群，可采取保护性隔离措施，或对密切接触者实行预防接种。此外，还应加强医院感染监测，及时发现医院感染暴发趋势，及时采取控制措施，及时总结和反馈临床分离的病原菌及其对抗菌药物的敏感性；加强临床抗菌药物合理使用的管理。

综上所述，根据每次医院感染暴发的特点，采取针对性措施，并观察控制措施的效果。在暴发没有得到控制或下降缓慢时，应重新审视采取的措施是否得当或是假设错误。在医院感染暴发终止前，调查者需要继续收集有关资料进行总结分析，直到无继发病例的发生或医院感染罹患率降至散在发病率水平。

（六）医院感染暴发调查分析

对调查工作中获得的所有资料，应及时进行整理分析，为暴发制定判断提供科学依据。但在资料分析之前，应对资料进行有效审核，以保证资料质量。根据病例资料，统计本次暴发病例的主要症状、体征出现的频率，以分析感染暴发的临床类型。一般在同源暴发中，临床类型一致。

流行病学资料的分析内容包括：感染时间分布、感染地区分布、感染人群分布、病例对照研究、定群研究。

（1）感染的时间分布以感染的病例数为纵轴，以发病时间为横轴，来描述感染的流行曲线。通过对流行曲线的分析，可判断病原体的感染方式和流行开始的时间。医院感染暴发常见的流行曲线有一次性同源暴发、人与人接触传播、同源暴露后继发人与人接触感染、间歇传播。

(2)感染的地区分布，将感染病例按照发生感染时所在的病室、病区发病数统计，或按病例来自不同的手术室或手术因素统计，计算罹患率进行比较；从病例的分布特点，发现感染高发区，根据高发区域普通区之间的差异特点，发现感染流行的因素。

(3)感染的人群分布，将感染病例按年龄、性别、基础疾病、接受某种侵入性操作、手术危险因素、所用药物、某种特殊的治疗措施等进行分组，分别计算各组的罹患率，根据罹患率的高度可以发现高危人群。发现高危人群是形成病因假设及制定感染控制措施的基础。

(4)病例对照研究，将发生医院感染的病例组与未感染的对照组进行暴露因素的比较，如果两组之间的差异有统计学意义，即可初步确定该次感染暴发的流行因素，以验证感染暴发因素假设。

(5)定群研究，比较暴露于某因素的人群与未暴露于该因素的人群感染发病率的高低，得出两组之间感染发病率的差异，并计算相对危险性，找出感染暴发的高危因素。

调查者对可疑感染源进行采样培养，如果检出的病原体与暴发菌株相同，则可证实假设，不需进行分析流行病学研究，直接对感染源采取措施，可终止感染的暴发。在原始资料不能提供感染源的存在时，应进行病例对照研究和定群研究，以便识别可能的感染源和感染途径，再对假设的感染源采集标本进行病原学研究，为证实假设提供证据。

(七)总结报告

在医院感染暴发的调查分析中，最终目的是发现引起暴发的原因，报告的内容一般包括：感染暴发的程度、范围和结果；调查进展和感染控制情况；人力、物力和财力等方面的支持，采取的重大举措；暴发控制措施的效果与事件的结局；经验教训及不足等。

（姚新宝　张　焱　何文英　张　晓）

第三章 医院感染病原学

第一节 医院感染病原体特征

一、医院感染病原体

医院感染中常见的病原体通常分为细菌、病毒、真菌、肺孢子虫、弓形虫、衣原体和疟原虫等，其中，以各种细菌最为常见，占95%以上。所以，常把病原微生物笼统地称为病原菌或致病菌。

二、医院感染病原体特征

(1)大部分为人体正常菌群的转移菌或条件致病菌对某些环境有特殊的适应性。例如表皮葡萄球菌和不动杆菌，可黏附于塑料表面，一旦静脉或动脉插入塑料管被它们污染，就很容易引起败血症；大肠杆菌能黏附在泌尿道的上皮细胞上，从而成为泌尿道感染的主要病原菌。

(2)常为多重耐药菌株对抗菌药物有较强和较广的耐药性。实验报告一再证明，同一种细菌，在医院外和医院内分离出的菌株，具有不同的耐药性，即后者的耐药性比前者更强和更广，在临床工作中尤其要加以重视。

(3)常侵犯免疫功能低下的宿主，因此判断病原菌的种类往往比较困难。医院感染主要受害者是病人，而工作人员却很少受害。这主要有两个原因：首先，病人通常抵抗力弱，对细菌较敏感；其次，病人往往接受过某些侵入性诊断或治疗，而这类操作常给细菌造成入侵之机，极易导致发生医院感染。

第二节 常见医院感染临床标本收集方法与注意事项

在医院感染性疾病的诊断和治疗的过程中，除了实验室的能力和效率外，很大程度上取决于标本采样和运送的质量。标本的正确选择、采集和运送是保证实验室质量的重要环节，是医院感染性疾病准确诊断和有效治疗的前提。如果对污染的样本进行检验，会导致错误的结果，给临床提供错误的信息，对感染性疾病的诊断和治疗有百害而无一利。临床常见的医院感染标本有血液、脑脊液、痰液、尿液、伤口分泌物及脓液、胸腹水、粪便及泌尿生殖系统的分泌物等，下面分别介绍各种标本的采集方法及注意事项。

一、血液

正常人的血液是无菌的，但只要怀疑血液细菌感染，就立即采集。采集血培养应该尽量在使用抗菌药物之前采集，尽可能在寒战和发热初起前 30 分钟至 1 小时为好；对于已经用过抗菌药物治疗的患者，应该在下次用药前采集。采集时，严格皮肤消毒，以无菌法由肘部静脉穿刺。自动化仪器要求成人采血量是每瓶 8~10mL。常规血培养包括一个需氧培养瓶和一个厌氧培养瓶，称为"1 套血培养"，建议同时使用需氧瓶和厌氧瓶，有条件的医疗机构最好实施双侧肘部抽血双套血培养瓶，这样可以大大提高血培养的阳性率。采集后的血培养瓶要及时送至实验室，若有紧急情况不能尽快送检的，室温保存不宜超过 2 小时。

二、尿液

采集清洁中段尿，最好留取早晨清洁中段尿标本，嘱咐患者睡前少饮水，清晨起床后用肥皂水清洗会阴部，女性应该用手分开大阴唇，男性应翻开包皮，仔细清洗，再用清水冲洗尿道口周围，开始排尿。将前段尿弃去，中段尿 10~20mL 直接排入专用的无菌培养杯中，2 小时内送交实验室，及时接种。注意留取尿培养的容器一定要洁净、无菌、加盖、封闭、防渗漏、广口、盒盖易开启，不含防腐剂和抑菌剂，不要使用尿常规试管作为培养容器。在留取标本时，尽量在用药前采集标本，应在医护人员指导下正确留取，注意避免会阴部细菌的污染，不要使用尿袋内或经导尿管留取标本。

三、痰及下呼吸道标本

临床通常将正常人喉以上部位称为上呼吸道，上呼吸道定植有大量的正常菌群，而气管以下包括气管、支气管和肺泡称下呼吸道，通常无菌。下呼吸道分泌物经过上呼吸道排出时常受该处的正常菌群的污染。下呼吸道感染包括急性气管-支气管炎、慢性支气管炎急性发作、支气管扩张继发感染及肺实质感染(肺炎、肺脓肿)等。病原体有细菌、病毒、衣原体、支原体、真菌、立克次体和原虫等。上呼吸道感染临床诊断一般不难。细菌学检验能明确感染病原及药敏结果，有助于疾病治疗、流行病学调查和医院感染的监测。留取痰标本应使用无菌容器，留取标本后，及时送往实验室，其间避免污染。

(一)痰液标本

痰液标本是临床微生物学检验最常见的标本，但不是下呼吸道感染的最佳标本。有下列体征之一，应进行痰培养。

(1)咳嗽、咳痰是下呼吸道感染最常见的症状。

(2)咯血包括泡沫血痰、鲜血和痰中带血等。

(3)呼吸困难包括呼吸急促或哮喘，常伴有胸痛。

(4)发热伴白细胞增高尤其是中性粒细胞或 C-反应蛋白(CRP)明显增高。

(5)胸部影像学检查提示有感染可能。

(二) 痰培养的留取方法

(1)自然咳痰法：以晨痰为佳，采集标本前，应用清水、冷开水漱口或用牙刷(不用牙膏)清洁口腔和牙齿，有假牙者应取下假牙。尽可能在用抗菌药物之前采集标本。用力咳出呼吸道深部的痰液，痰液直接吐入痰盒中，采集的标本量应≥1ml。咳痰困难者可用雾化吸入加温至45°C的10%NaCl水溶液，使痰液易于排出。对难以自然咳痰患者可用无菌吸痰管抽取气管深部分泌物。

(2)支气管镜采集法、防污染毛刷采集法、环甲膜穿刺经气管吸引法、经胸壁针穿刺吸引法和支气管肺泡灌洗法：均由临床医生按相应操作规程采集，但必须注意采集标本时尽可能避免咽喉部正常菌群的污染，其中气管穿刺法仅用于昏迷患者，操作应注意手法和无菌操作。

(3)小儿取痰法：用弯压舌板向后压舌，将拭子伸入咽部，小儿经压舌刺激咳痰时，可喷出肺部或气管分泌物黏在拭子上送检。幼儿还可用手指轻叩胸骨柄上方，以诱发咳痰。

留取标本后标本应尽快送检，不能及时送检的标本，室温保存≤2h，4℃冰箱保存≤24h。

(三) 下呼吸道细菌学检验标本验收与拒收

(1)呼吸道有大量的正常菌群存在，咽拭子、咳痰、吸出的分泌物厌氧菌培养无意义。

(2)申请单填写应完整无误。标本标识必须唯一，并与申请单相符，未标注采集时间、部位或检验要求等拒收。

(3)痰标本呈水样或唾液样，有明显食物残渣、灰尘纸屑者拒收。

(4)涂片白细胞和鳞状上皮细胞计数，白细胞<10/低倍镜或鳞状上皮细胞>25/低倍镜，表示该标本已污染正常菌群，建议重送标本。

(5)送检时间超过2h的标本应该拒收。

(6)对于同部位或同一天两份相同检测的标本，应与申请医生协商处理。

四、脓液及伤口分泌物

开放脓肿：用无菌生理盐水擦洗病灶表面后，用蘸有无菌生理盐水的灭菌拭子采取脓液和病灶深部的分泌物，置无菌试管内送检。注意尽量取化脓组织与正常组织交界处的脓汁，因为脓汁中心的细菌大部分已死亡，交接处的活菌较多，会提高阳性率。开放病灶不能做厌氧培养。

闭锁脓肿：一般采用穿刺或手术引流的方法采取。采集前，先用2.5%～3%的碘酊和75%的酒精消毒周围皮肤后，用无菌注射器抽取脓液送检；也可于切开排脓时用无菌棉拭子采样。要消毒脓肿表面皮肤后用无菌注射器抽取，刺入无菌橡皮塞中送检。

烧伤伤口：清创，出现渗出物后，用拭子用力采集病灶基底部或边缘的标本，仅做需氧培养。也可送组织标本。

脓疱或水疱：70%~75%酒精消毒，干燥，用针头（小儿用 23 号针头）挑破脓疱，用拭子采集脓疱液和基底部标本。

采集过程中的注意事项有如下一些：

(1) 采样前，病灶局部应避免用抗菌药物或消毒剂，应在用药之前采取。

(2) 对大多数开放伤口，采集前应先清创，去除表面菌群。

(3) 除非有渗出物，干燥、结痂伤口一般不做培养。

(4) 闭合脓肿应取渗出物和脓肿壁标本，不能用拭子采集。开放脓肿处理方法同开放伤口。

(5) 不要仅仅送检脓液，应在病灶活动区域或基底部采集标本，最好是组织标本。

五、粪便

正常人的肠道中栖居大量不同种类的微生物，所以对于粪便的培养，一般医生不做特殊说明，实验室常规培养沙门菌和志贺菌属的细菌。

对于能够正常排便的患者，直接留取粪便标本置于清洁、干燥广口容器中保存送检。不能正常排便的患者或新生儿，可以取直肠拭子，将无菌拭子插入肛门 2~4cm，在肛门括约肌处柔和地旋转拭子，可在拭子上明显看到粪便，装入无菌容器内，立即送检。注意，除婴儿及生活不能自理患者外，不推荐用拭子做常规性的粪便培养。

六、无菌体液

常见的无菌体液有脑脊液、胸水、腹水、心包液和腹膜透析液等标本。引起脑膜炎的病原体有脑膜炎奈瑟菌、肺炎链球菌、流感嗜血杆菌等，其抵抗力弱，不耐冷，容易死亡，所以采集的脑脊液标本应立即保温送检或进行床边接种。胸水、腹水和心包液等标本因含菌量较少宜采集较大量的标本送检，标本接种于无菌肉汤管或者血培养瓶 18~24 小时后，转种培养皿进行培养。对感染患者腹膜透析液的标本，因含菌量非常低，至少采集 50ml，最好经血培养瓶增菌再培养，可提高阳性检出率。

七、眼、耳部标本

用拭子采样，也可以局部麻醉后取角膜刮屑。外耳道疖和中耳道炎患者可用拭子采样，鼓膜穿刺可用于新生儿和老年人。

八、生殖道标本

根据不同的疾病及不同的检测项目采集不同的标本，如性传播疾病常取尿道口分泌物、外阴糜烂病灶边缘的分泌物、阴道宫颈口分泌物和前列腺液等。对于生殖道疱疹，常抽取疱疹液。对于盆腔脓肿患者则于直肠子宫凹陷处穿刺取脓液送检。除淋病奈瑟菌需保温送检外，所有标本采集后均应立即送检，若特殊情况不能立即送检的，可暂置 4℃ 条件下直至培养，如超过 24 小时，则标本应冻存于 -70℃ 保存。

第三节 常见医院感染病原体的种类及其分布

一、医院感染常见病原菌

在医院住院患者中，至少有5%的患者可发生医院感染。医院感染中常见的病原菌通常可分为细菌、病毒、真菌、支原体、衣原体及寄生虫等，其中以各种细菌最常见，占95%以上，几乎所有的病原体都可以引起医院内的感染。

(一)医院感染常见细菌

(1)革兰阳性细菌，定植在医护人员和患者的皮肤及鼻部，可以引起各种感染，如对多种抗菌药物耐药的金黄色葡萄球菌、表皮葡萄球菌、溶血葡萄球菌、肠球菌等。

(2)革兰阴性细菌，如能引起肺炎、菌血症和手术部位感染的大肠埃希菌、肺炎克雷伯菌、变形杆菌、黏质沙雷菌、肠杆菌属的细菌等，以及存在于水、潮湿环境中的铜绿假单胞菌和鲍曼不动杆菌等非发酵菌。

(3)革兰阳性及阴性厌氧杆菌，如抗菌药物引起小肠结肠炎的艰难梭菌及复杂腹腔感染、盆腔炎的脆弱拟杆菌等。

(二)医院感染常见病毒

病毒也是医院感染的重要病原体，病毒引起医院感染的暴发流行近年屡有报道，主要病毒包括：
(1)呼吸道病毒，如流感病毒、腺病毒、呼吸道合胞病毒、麻疹病毒及风疹病毒等。
(2)疱疹病毒，如水痘、带状疱疹病毒等。
(3)肝炎病毒，乙型肝炎病毒、丙型肝炎病毒等。
(4)轮状病毒，可通过粪口传播，引起儿童胃肠炎。
(5)其他病毒，如艾滋病病毒、巨细胞病毒等。

(三)医院感染常见真菌

医院感染常见真菌包括念珠菌属、曲霉菌属、新型隐球菌、卡氏肺孢子菌、球孢子菌和组织胞浆菌等。多数情况下，真菌是条件致病菌，具有完整防御功能的健康人不会被其感染，而免疫功能底下的病人则易感染。

(四)医院感染常见其他病原体

如能引起肺炎的支原体，导致输血性疾病的疟原虫，发生于病人器官移植后大剂量使用免疫抑制剂导致感染的弓形虫，易发生于免疫功能低下患者的隐孢子虫，容易在成人和儿童中传播的蓝氏贾第鞭毛虫，还有在医院反复引起感染的疥螨等。

二、医院常见感染病原体的分布

医院感染的主要病原体是细菌，在不同的地区和医院里，医院内感染的病原体差异很大。不同的感染部位，常见的感染病原菌也有差异。

细菌所致的医院感染中，以肺部感染、尿路感染、术后伤口感染最为常见。其中肺部感染在我国最常见，占 23.6%～42%，常见肺部感染病原体 50% 以上为革兰氏阴性杆菌，包括克雷伯菌属、铜绿假单胞菌、大肠埃希菌以及金黄色葡萄球菌。尿路感染发生率仅次于肺部感染，病原菌以大肠埃希菌为主，其次还有变形杆菌、克雷伯菌属、铜绿假单胞菌等。术后伤口感染的主要致病菌是肠球菌、凝固酶阴性的葡萄球菌、金黄色葡萄球菌、铜绿假单胞菌和肠杆菌属。

第四节 医院感染病原体的变迁及耐药性

一、医院感染病原体的变迁

随着临床医学的迅速发展和抗菌药物的广泛使用，医院感染的病原菌谱在不断发生变化。在 20 世纪 20—40 年代以链球菌为主，40—70 年代以葡萄球菌感染为主，70—80 年代则以革兰氏阴性杆菌感染的占比较高。80 年代后，革兰氏阴性杆菌未见减少，而革兰氏阳性球菌和念珠菌引起的感染却在增加，细菌感染谱呈现多样化。同时，由于非致病菌、弱毒株和条件致病菌引起的感染明显增加。由多重耐药细菌引起感染的分离率也在逐年增加，如耐甲氧西林的金黄色葡萄球菌和凝固酶阴性的葡萄球菌、耐万古霉素的肠球菌、耐青霉素的肺炎链球菌、多重耐药的铜绿假单胞菌、泛耐药的鲍曼不动杆菌和产超广谱 β-内酰胺酶的肠杆菌科细菌等，已经引起大家的广泛关注。

近年来，人类真菌病的发病率逐年升高。尽管白色念珠菌在医院感染中占重要地位，然而临床上的热带念珠菌、克柔念珠菌、近平滑念珠菌感染的构成比在逐年上升。

二、耐药性

目前，临床感染的病原微生物以革兰氏阴性菌居多，主要是大肠埃希菌、克雷伯菌和肠杆菌属细菌以及非发酵菌里的铜绿假单胞菌和鲍曼不动杆菌等，主要耐药类型有以 β-内酰胺酶介导的耐 β-内酰胺类抗生素的革兰氏阴性杆菌；质粒介导的超广谱 β-内酰胺酶的肺炎克雷伯菌和产气肠杆菌等；另外，多重耐药的铜绿假单胞菌、鲍曼不动杆菌和嗜麦芽窄食单胞菌等一些非发酵菌群的细菌的耐药性越来越严重，已经成为临床上感染性疾病治疗的棘手问题。革兰氏阳性的细菌引起的感染也很常见，约占临床上细菌感染的三成，主要以葡萄球菌属里的金黄色葡萄球菌和一些血浆凝固酶阴性的葡萄球菌和肠球菌属里的粪肠球菌及尿肠球菌为主，其中，常见的耐药菌株包括耐甲氧西林的金黄色葡萄球菌、耐青霉素肺炎链球菌、耐万古霉素的肠球菌和耐高浓度氨基糖苷类抗生素的肠球菌等。不仅只有细菌可以产生耐药，病毒一样可以出现耐药性，这几年出现的耐药病毒株，导致抗病毒药物治疗时逃逸现象的发生，如 HBV 发生突变，对核苷类似物药物产生耐药。

细菌耐药性是指细菌产生对抗菌药物不敏感的现象，是细菌在自身生存过程中的一种特殊表现形式。

耐药性可分为固有耐药性和获得性耐药性，其固有耐药性又称为天然耐药性，是由细菌染色体基因决定的，代代相传不会改变。获得性耐药性是由于细菌与抗菌药物接触后，由质粒介导，通过改变自身代谢途径，使其不被抗菌药物杀灭。

在临床上，由于抗菌药物的不合理使用，造成不断增长的耐药性主要是获得性耐药性。

第五节　临床微生物室在感染控制中的作用

随着医疗技术的飞速发展，临床上各种侵入性操作诊疗手段的使用，以及肿瘤化疗、激素及免疫抑制剂的使用等导致的医院感染问题日益严重。抗菌药物的广泛使用，在有效治疗感染的同时，也会诱发或导致耐药菌的产生及二重感染。医院感染成为摆在广大医务工作者面前日益严峻的问题。医院感染发生有外源性感染（交叉感染）、内源性感染（自身感染），对感染类型的正确诊断，必须进行临床微生物检验，医院感染发生的三个重要环节（传染源、传播途径和易感人群），每个环节都与临床微生物检验有着密切联系。临床微生物检验工作者在完成实验室工作的同时，还要完成有关临床大量的标本检测工作，为感染控制和抗菌药物临床应用出谋划策。

一、加强病原学检测

临床微生物实验室一方面要做及时准确的病原学鉴定，为诊断提供有力证据，另一方面在检验中一旦检出特殊耐药菌，如通过交叉感染传播的 CRE、MRSA、产 ESBLs 肠杆菌科细菌、多重耐药鲍曼不动杆菌等，要及时与医院感染控制部门、临床医护人员及时联系，并注意发展动态。这些特殊耐药菌常在空调、供水系统、雾化装置中存在并导致感染，对可能携带这些致病菌的来源常规监测并提醒临床注意，一般可有效预防传播扩散并节省大量抗感染费用。医院感染流行暴发时，对病原菌除做到种的鉴定外，如有条件，还需做到型的鉴定，即分型检测，对细菌进行同源性分析，追踪感染源。

二、定期发布细菌耐药性监测结果

目前我国存在着严重的抗菌药物使用不合理甚至滥用的现象。许多感染性疾病的抗菌药物选择是经验性的，但经验用药也需要循证医学和流行病学资料的支持。定期向临床科室发布病原学鉴定及细菌耐药性监测结果，使临床医师对引起感染的常见菌及对抗菌药物的敏感性有较为全面的了解，为临床医师在得到病原学确切诊断及药敏试验结果前提供用药的参考依据，对提高感染的救治成功率大有帮助。

三、密切结合临床，与感控部门协作加强医院感染相关知识的教育和培训

临床微生物实验室要参与对有关人员进行医院感染的教育和培训工作。如讲解临床微生物标本的采集、保存、运送的要求和注意事项，标本采集前，要对患者的准备，采集标本的时机、部位、次数、采集量以及采集部位消毒处理等进行解释说明；对人体常见的正

常菌群、定植菌、污染菌和感染菌等内容，向有关人员进行培训；对各种细菌耐药酶的检测、含义、在选用抗菌药物方面的意义与临床进行经常性的沟通等。

四、加强环境卫生学监测

引起医院感染的病原菌可存在于患者、医护人员的手和空气、物体表面等医院环境中，因此，进行微生物学监测非常重要。对重点科室和部门(如医院感染发病率较高的科室或病房)进行物体表面和空气的微生物学调查，对特殊部门，如手术室、产房、婴儿室、导管室、血透室等进行环境微生物学监测，要求达到国家卫健委颁发的有关标准。医护人员手卫生在预防医院感染中具有重要作用，必须定期或不定期地对医护人员的手进行细菌学监测。当出现医院感染流行时，除对各种临床标本进行微生物学检查外，同时也应对可疑传播途径、医院环境等方面进行微生物学监测。

五、对消毒灭菌效果进行监测

医院中使用的消毒灭菌方法很多，在进行消毒灭菌效果评估时，监测消毒灭菌过程优于从消毒灭菌物品中分离微生物。过程控制通常是对消毒灭菌过程进行物理或化学监测。如通过指示胶带、化学指示卡和生物指示剂等监测压力蒸汽灭菌器的灭菌温度和时间，如果符合要求，可判定处理后的物品不存在微生物。正确、科学地实施消毒与隔离技术，对预防和控制医院感染非常重要，正确的指导、督查消毒隔离工作也是临床微生物室的工作之一。当发生医院感染暴发流行或特殊耐药细菌感染时，临床微生物专业人员应参与制定消毒隔离措施，对相关的人员管理、废弃物的处理等环节提出微生物专业工作者的意见。

六、微生物实验人员注意事项

对于微生物实验室人员自身而言，由于每天接触大量的临床标本和门诊标本，而这些标本中含有大量的病原微生物，有较强的传染性，因此，应该在工作中严格执行微生物实验室的各项操作规程，强调双向防护，同时，依据不同的操作，穿戴不同的防护用品。在操作中，应注意锐器伤、气溶胶的伤害；发生职业暴露后，及时采取措施，并报告相关管理部门，实施科学预防和控制；加强对生物安全柜、菌种和血清标本的管理使用；做好微生物实验室常规的清洁和消毒。

总之，临床微生物室在感染控制中发挥重要作用，实验室工作人员要走出实验室，加强与临床科室的联系；要立足本职，做好常规的临床微生物检验工作，努力提高标本的培养阳性率，缩短结果的报告时间，提高检验结果与临床治疗结果的符合率；要加强宣传、教育和培训，在医务人员中普及临床微生物学知识，并对检验的结果做出合理的解释，协助临床正确阅读和分析微生物检验报告单，使微生物检验的结果和资料能及时、有效地被临床医师所利用。人体正常菌群及常见细菌的分类见表3-1。

表 3-1 　　　　　　　　　　　　　　　人体各部位的正常菌群

部位	主要微生物
皮肤 全身 足部	不动杆菌　产芽孢杆菌　念珠菌　棒状杆菌　分枝杆菌　消化球菌　消化链球菌　痤疮丙酸杆菌　八叠球菌　金黄色葡萄球菌　表皮葡萄球菌　链球菌念珠菌　絮状表皮癣菌　发癣菌
口腔	放线菌　丙酸蛛网菌　拟杆菌　双歧杆菌　卡他布兰汉氏菌　痰弯曲菌　念珠菌　棒状杆菌　真杆菌　梭杆菌　嗜血杆菌　乳杆菌　微球菌　口腔微毛菌　支原体　奈瑟氏菌　消化球菌　消化链球菌　葡萄球菌　链杆菌　韦荣氏球菌　密螺旋体
鼻咽腔	不动杆菌　拟杆菌　痰弯曲菌　嗜血杆菌　莫拉氏菌　奈瑟氏菌　葡萄球菌　肺炎链球菌　草绿色链球菌　韦荣氏球菌　棒状杆菌　痤疮丙酸杆菌
咽喉	放线菌　拟杆菌　弯曲菌　念珠菌　梭杆菌　棒状杆菌　支原体　嗜血杆菌　奈瑟氏菌　消化球菌　消化链球菌　葡萄球菌　草绿色链球菌　肺炎链球菌　齿垢密螺旋体　韦荣氏球菌
眼结膜	不动杆菌　棒状杆菌　埃及嗜血杆菌　流感杆菌　莫拉氏菌　奈瑟氏菌　葡萄球菌　链球菌
外耳道	念珠菌　棒状杆菌　葡萄球菌　草绿色链球菌　假单胞菌
外生殖器	拟杆菌　念珠菌　梭菌　棒状杆菌　梭杆菌　分枝杆菌　支原体　消化球菌　消化链球菌　八叠球菌　链球菌
前尿道	不动杆菌　拟杆菌　棒状杆菌　分枝杆菌　支原体　奈瑟氏菌　链球菌
阴道	不动杆菌　拟杆菌　双歧杆菌　念珠菌　芽孢梭菌　棒状杆菌　大肠杆菌　乳杆菌　莫拉氏菌　支原体　奈瑟氏菌　消化球菌　消化链球菌　变形杆菌　表皮葡萄球菌　链球菌
大肠	无色杆菌　发酵氨基酸球菌　产碱杆菌　芽孢杆菌　拟杆菌　双歧杆菌　卡他球菌　念珠菌　梭菌　棒状杆菌　肠细菌属　大肠杆菌　梭杆菌　肺炎　克雷伯菌　真杆菌　乳杆菌　支原体　消化球菌　消化链球菌　变形杆菌　假单胞菌　八叠球菌　葡萄球菌　链球菌　韦荣氏球菌

（张　玉　彭　昕　李　朋　黄新玲）

第四章 医疗机构的清洗消毒灭菌

第一节 消毒灭菌概念

一、消毒工作的意义

由于医院是患者和病原微生物集聚的地方，容易出现一些疾病的特殊传播，故医院清洗、消毒和灭菌是为保证有关物品、器械或环境中达到减少病原体数量，切断传播途径，保证消毒灭菌质量、控制医院感染和确保医疗安全的重要环节和措施。在实际工作中，往往由于对消毒灭菌的物品或环境缺乏有效的处理或处理不合适，直接影响消毒灭菌效果，造成消毒不合格、灭菌不彻底，从而引发医院感染和其他相关事故发生等严重后果。

二、基本概念

(1)消毒：是指用物理或化学的方法杀灭或清除传播媒介上的病原微生物，使之达到无害化的处理。根据有无已知的传染源，可分预防性消毒和疫源性消毒；根据消毒的时间，可分为随时消毒和终末消毒。

(2)灭菌：是指杀灭或清除传播媒介上的所有微生物(包括芽孢)，使之达到无菌程度。经过灭菌的物品称"无菌物品"。用于需进入人体内部，包括进入血液、组织、体腔的医用器材，如手术器械、注射用具、一切置入体腔的引流管等，要求绝对无菌。

消毒与灭菌有着本质的区别。灭菌可包括消毒，而消毒却不能代替灭菌。灭菌是达到杀灭或清除传播媒介上的一切微生物，及达到灭菌保障水平的方法。消毒多用于卫生防疫方面，灭菌则主要用于医疗护理。

(3)灭菌剂：可杀灭一切微生物使其达到灭菌要求的制剂。包括甲醛、戊二醛、环氧乙烷、过氧乙酸、过氧化氢、二氧化氯等。

(4)消毒剂：用于杀灭传播媒介上微生物使其达到消毒或灭菌要求的制剂。根据杀菌作用的强弱分为高效消毒剂、中效消毒剂和低效消毒剂。

高效消毒剂是指可杀灭一切细菌繁殖体(包括分枝杆菌)、病毒、真菌及其孢子等，对细菌芽孢也有一定杀灭作用，达到高水平消毒要求的制剂。包括含氯消毒剂、臭氧、戊二醛、邻苯二甲醛等。

中效消毒剂是指仅可杀灭分枝杆菌、真菌、病毒及细菌繁殖体等微生物，达到消毒要求的制剂。包括含碘消毒剂、醇类消毒剂、酚类消毒剂等。

低效消毒剂是指仅可杀灭细菌繁殖体和亲脂病毒，达到消毒剂要求的制剂。包括苯扎溴铵等季铵盐类消毒剂、氯己定(洗必泰)等二胍类消毒剂，汞、银、铜等金属离子类消毒剂及中草药消毒剂，见表4-1、表4-2。

表4-1　　　　　　　微生物对化学消毒剂的抗力(由 A→G 为由弱→强)

A 艾滋病毒、正黏病毒、副黏病毒、疱疹病毒、痘苗病毒、冠状病毒、其他有包膜病毒、革兰氏阴性杆菌、某些丝状真菌、革兰氏阳性球菌、乙肝病毒

B 金黄色葡萄球菌、双相真菌、藻类、某些革兰氏阴性杆菌、细菌繁殖体

C 腺病毒

D 轮状病毒、某些真菌孢子、脊髓灰质炎病毒、鼻病毒、微小病毒(SSDNA)、甲肝病毒

E 结核分枝杆菌

F 细菌芽孢、枯草杆菌芽孢、梭状杆菌芽孢

G 朊病毒

表4-2　　　　　　　　　各种微生物对湿热的抗力

微生物种类	80℃	100℃	121℃	134℃
病毒	1~5min			
细菌繁殖体	1~5min			
酵母菌	1~5min			
霉菌	1~5min			
真菌和霉菌孢子	5~10min	1min		
抵抗力细菌孢子		1~60min		
湿热脂肪杆菌芽孢		60min~60h	8min	1min
耐热细菌芽孢				>6h
朊病毒		120min		18min

第二节　医院常用消毒灭菌方法

医院消毒灭菌的方法分为三类，包括物理法、化学法以及生物法。

物理法是通过物理因子杀灭或去除病原微生物的方法，主要以热力、紫外线、微波、红外线、超声波、电离辐射等为主。

化学法是通过化学因子杀灭或去除病原微生物的方法。

生物法是利用生物因子去除病原体，作用缓慢，而且灭菌不彻底，一般不用于传染疫源地消毒，故医院消毒主要应用物理及化学方法。

一、消毒灭菌方法选择

(一)根据物品污染后导致感染的风险高低选择相应的消毒或灭菌的方法

(1)高度危险性物品,应采用灭菌方法处理。

(2)中度危险性物品,应达到中水平消毒或灭菌效果的消毒方法。

(3)低度危险性物品,宜采用低水平消毒方法,或做清洁处理;遇有病原微生物污染时,针对所污染病原微生物的种类选择有效的消毒方法。

(二)根据消毒物品的性质选择消毒或灭菌方法

(1)耐热、耐湿的诊疗器械、器具和物品,应首选压力蒸汽灭菌;耐热的油剂类和干粉类等应采用干热灭菌。

(2)不耐热、不耐湿的物品,宜采用低温灭菌方法,如环氧乙烷灭菌、过氧化氢低温等离子体灭菌或低温甲醛蒸汽灭菌等。

(3)物体表面消毒,应考虑表面性质,光滑表面宜选择合适的消毒剂擦拭或紫外线消毒器近距离照射;多孔材料表面宜采用浸泡或喷雾消毒法。

二、压力蒸汽灭菌

(一)适用范围

用于耐高温、高湿的医疗器械和物品的灭菌。不能用于凡士林等油类和粉剂的灭菌。

(二)压力蒸汽灭菌器分类

根据排放冷空气的方式和程度不同,分为下排气式压力蒸汽灭菌器和预真空压力蒸汽灭菌器二大类。

1. 下排气式压力蒸汽灭菌器

(1)灭菌原理:利用重力置换原理,使热蒸汽在灭菌器中从上而下,将冷空气由下排气孔排出,全部由饱和蒸汽取代,利用蒸汽释放的潜热使物品达到灭菌。

(2)灭菌方法:

手提式压力蒸汽灭菌器灭菌方法:

①按照操作规程,将彻底清洗、干燥并包装好后待灭菌的物品,连同盛装物品的消毒桶放入灭菌器。

②将顶盖上的排气软管插入内壁的方管中,盖好并拧紧顶盖。

③将灭菌器的热源打开,开启排气阀排完空气后,在水沸腾后 10～15min 后关闭排气阀。

④压力升至 102.9KPa,温度达到 121℃时,维持到规定时间(根据物品性质及有关情况确定)。

⑤需要干燥的物品，打开排气阀。慢慢放气，待压力恢复到零位后开盖取物。

⑥液体类物品，待压力恢复到零位，自然冷却后，再开盖取物。

立式压力蒸汽灭菌器灭菌方法：和手提式压力蒸汽灭菌器基本相同，特点是排气阀位于侧面下方，操作同上。

卧式压力蒸汽灭菌器灭菌方法：

①将待灭菌的物品放入灭菌柜室内，关闭柜门并扣紧。

②打开进气阀，将蒸汽通入夹层预热。

③夹层压力达 102.9kPa（105kg/cm²）时，调整控制阀到"消毒"位置，蒸汽通入灭菌室内，柜内冷空气和冷凝水经柜室阻气器自动排出。

④柜内压力达 102.9kPa（105kg/cm²），温度达 121℃，维持规定的时间。

⑤需干燥的物品，打开排气阀，慢慢放汽。待压力恢复到零时后开柜取物。

快速压力蒸汽灭菌器灭菌法：该法适用于对器械的快速灭菌，作用时间短、速度快，全过程仅用 6~15min。

①将待灭菌的物品放入灭菌柜室内，关闭柜室。

②启动灭菌器，预置 132℃，维持 3~4min，灭菌程序执行完毕，自动停机。

③停机后开柜室取物。

（3）注意事项：

①用下排气压力蒸汽灭菌器的物品包，体积不得超过 30cm×30cm×25cm。

②待灭菌物品的填装量不得超过柜室内容量的 80%。

③市售铝饭盒与搪瓷盒不得用于装放待灭菌的物品，应用带通气孔的器具装放。

④手提式和立式压力蒸汽灭菌器主体与顶盖必须无裂缝和变形；无排气软管或软管锈蚀的手提式压力蒸汽灭菌器不得使用。

⑤卧式压力蒸汽灭菌输入蒸汽的压力不宜过高，夹层的温度不能高于灭菌室的温度。

⑥装放时，将难以灭菌的大包和织物放在上层，较易灭菌的小包和金属物品放下层，物品装放不能贴靠柜壁。

2. 预真空压力蒸汽灭菌器

（1）灭菌原理：利用机械抽真空的方法，使灭菌柜室内形成负压，蒸汽得以迅速穿透到物品内部进行灭菌。蒸汽压力达 205.8kPa（2.1kg/cm²）；温度达 132℃，到达灭菌时间后，抽真空使灭菌物品迅速干燥。根据一次性或多次抽真空的不同，分为预真空和脉动真空二种，后者空气排除更彻底，效果更可靠。

（2）灭菌方法：

①将待灭菌的物品放入灭菌柜内，关好柜门。

②将蒸汽通入夹层，使压力达 107.8kPa（1.1kg/cm²），预热 4min。

③启动真空泵，抽除柜室内空气使压力达 2.0~2.7kPa（排除柜室内空气 98% 左右）。

④停止抽气，向柜室内输入饱和蒸汽，使柜内压力达 205.8kPa（2.1kg/cm²），温度达 132℃，维持灭菌时间 4min。

⑤停止输入蒸汽，再次抽真空使压力达 8.0kPa，使灭菌物品迅速干燥。

⑥通入过滤后的洁净干燥空气，使灭菌室压力回复为零，温度降至 60℃ 以下，即可

开门取出物品。

（3）注意事项：

①灭菌设备的检查。灭菌设备应每日在使用前检查一次。

a. 检查门框与橡胶垫圈有无损坏，是否平整，门的锁扣是否灵活，有效。

b. 检查压力表在蒸汽排尽时是否到达零位。

c. 检查柜室排气口有无阻塞。

d. 关好门，通蒸汽查看是否泄漏蒸汽，检查蒸汽调节阀是否灵活、准确。

e. 检查压力表与温度计所标示的状况是否吻合，排气口温度计是否完好。

f. 检查安全阀是否在蒸汽压力达到规定的安全限度时被冲开。

g. 抽气形成的最低负压，在预真空压力蒸汽灭菌时不得高于 98.66kPa，在脉动真空蒸汽压力灭菌时不得高于 90.66kPa。

h. 市售铝饭盒与搪瓷盒，不得用于装放待灭菌的物品，应用带通气孔的器具装放。

j. 每日进行一次 B-D 试验，检测灭菌器空气排除效果。试验完毕，取出 B-D 试纸观察颜色变化，均匀一致变色，说明排除冷空气性能良好。

②灭菌物品的要求。要求如下：

a. 应尽量将同类物品一批灭菌，并避免将器械包直接接触棉织品包。

b. 用于预真空压力蒸汽灭菌的物品包，体积不得超过 30cm×30cm×50cm。

c. 物品包捆扎不宜过紧，外用化学指示胶带贴封，每包灭菌包内应放置化学指示剂。

d. 装填量不得超过柜室容积的 90%，装填量不得小于柜室容积的 10%，以防小装量效应而造成残留空气，影响灭菌效果。

③灭菌后处理。已灭菌物品从灭菌器中取出，应仔细检点放置，以免再污染。

a. 检查包装的完整性，若有破损，则不可作为无菌包使用。

b. 手术包应干燥，否则应列为湿包，不可作为无菌包使用。有明显水渍的包亦不可作为无菌包使用；

c. 用化学指示胶带贴封或其中放有化学指示剂的包，在灭菌后或开包使用前应检查是否达到已灭菌的色泽或状态。未达到或有疑点者，不可作为无菌包使用。

d. 取出的包，掉落在地，或误放不洁之处或沾有水渍，均应视为受到污染，不可作为无菌物品使用。

e. 已灭菌的物品，在灭菌前不得与未灭菌物品混放；应按照"先进先出"的原则，每日检查有效期，超过有效期（夏天 7 天，冬天 10~14 天，潮湿多雨季节应适当缩短天数），应重新灭菌；合格的灭菌物品，应标明灭菌日期及合格标志。

f. 每批灭菌处理完成后，形成手工的追溯（有条件的医疗机构可用信息化追溯系统），应按流水号登册，记录灭菌物品包的种类/数量、灭菌温度、作用时间和灭菌日期与操作者等。有温度、时间记录装置的，应将记录纸归档备查。

g. 合格的无菌包应放在无菌物品贮存架上，灭菌物品应贮存在离地高于 20cm、离顶距离大于 50cm 和离墙远于 5cm 处，以减少来自地面、屋顶和墙壁的污染；并经清洁消毒处理，专室专用，限制无关人员出入。

h. 运送无菌物品的工具应每日清洗和消毒，并保持清洁干燥。物品在转运过程中应用防尘罩遮盖,以防再污染。

3. 小型蒸汽灭菌器的使用及管理

(1)小型压力蒸汽灭菌器:容积不超过 60L 的压力蒸汽灭菌器。

①B 类灭菌周期:适用于灭菌有包装或无包装负载(实心负载、中空负载和多孔负载等)的周期。

②N 类灭菌周期:仅用于灭菌无包装实心固体负载的周期。

③S 类灭菌周期:用于灭菌生产厂家规定的特殊负载的周期,包括无包装的实心固体负载和至少以下一种负载:多孔负载,小量多孔条状物,中空负载,单包装物品和多层包装负载。

(2)日常监测管理。

①B-D 试验。

小型压力蒸汽灭菌器一般不必进行 B-D 试验,不做 B-D 测试的原因:依据 GB/T30690—2014,因为小型的蒸汽是自带,不是外接气体,蒸汽质量得到一定的保障;体积小,锅内的冷空气少,即使有少量冷凝气团,也很难让 B-D 包出现阳性结果,故一般不做 B-D 测试。

如进行 B-D 试验,可按规范或产品说明书要求进行。

②化学监测。

a. 化学指示胶带。观察其颜色变化;实验室在灭菌物品时,可不采用化学指示胶带。

b. 化学指示卡(剂)。将化学指示卡(剂)放入每一待灭菌包中心,若无物品包,则放入灭菌器较难灭菌部位,经一个灭菌周期后,取出指示卡(剂),观察其颜色及性状的变化。

③生物监测。根据灭菌对象的性质确定监测频率,可参照相关标准规范执行。具体监测方法如下:

B 类灭菌周期将生物指示物放入最难灭菌的物品包中央;

N 类灭菌周期宜采用自含式生物指示物;

S 类灭菌周期根据其灭菌负载类型,将生物指示物放入相应的负载中,然后放入灭菌器最难灭菌部位(见表4-3)。

表 4-3 压力蒸汽灭菌器灭菌参数

设备类别	物品类别	灭菌设定温度	最短灭菌时间	压力参考范围(kPa)
下排气式	敷料	121℃	30min	102.8~122.9
	器械		20min	
预真空式	器械、敷料	132℃	4min	184.4~210.7
		134℃		201.7~229.3

4. 紫外线消毒

(1)适用范围:用于室内空气、物体表面和水及其他液体的消毒。

消毒使用的紫外线是 C 波紫外线，其波长范围是 200~275nm，杀菌作用最强的波长是 253.7nm，消毒用的紫外线光源必须能够产生辐照值达到国家标准的杀菌紫外线灯。

要求用于消毒的紫外线灯在电压为 220V、环境相对湿度为 60%、温度为 20℃时，辐射的 253.7nm 紫外线强度不得低于 70μW/cm²(普通 30W 直管紫外线灯在距灯管 1m 处测定)，监测中一旦降到要求的强度以下时，应及时更换或降到原来新灯强度上 70%(功率<30W)的时间，应不低于 1000h。

(2)使用方法：对物品表面的消毒照射方式最好使用便携式紫外线消毒器近距离移动照射，也可采取紫外灯悬吊式照射。对小件物品，可放紫外线消毒箱内照射。

对室内空气的消毒，可分为间接照射法和直接照射法。间接照射法首选高强度紫外线空气消毒器，不仅消毒效果可靠，而且可在室内有人活动时使用，一般开机消毒 30min 即可达到消毒合格。直接照射法，在室内无人条件下，可采取紫外线灯悬吊式或移动式直接照射。

(3)注意事项：

①在使用过程中，应保持紫外线灯表面的清洁，每周用酒精棉球擦拭一次，发现灯管表面有灰尘、油污时，应随时擦拭。

②用紫外线灯消毒室内空气时。房间内应保持清洁干燥，减少尘埃和水雾，温度低于 20℃或高于 40℃，相对湿度大于 60%时应适当延长照射时间。

③用紫外线消毒物品表面时，应使照射表面受到紫外线的直接照射，且应达到足够的照射剂量。

④应在无人状态下使用，不得使紫外线光源照射到人，以免引起损伤。

5. 含氯消毒剂

含氯消毒剂属高效消毒剂，具有广谱、速效、低毒或无毒，对金属有腐蚀性、对织物有漂白作用，受有机物影响很大，粉剂稳定而水剂不稳定等特点。

(1)适用范围：适用于餐(茶)具、环境、水、疫源地等消毒。

(2)使用方法：

①消毒液配制根据有效氯含量，用蒸馏水将含氯消毒剂配制成所需浓度溶液。

②常用的消毒方法有浸泡、擦拭、喷洒与干粉消毒等。

a. 浸泡法：将待消毒的物品放入装有含氯消毒剂溶液的容器中，加盖。对细菌繁殖体污染的物品的消毒，用含有效氯 200mg/L 的消毒液浸泡 10min 以上；对肝炎病毒、结核杆菌和细菌芽孢污染物品的消毒，用含有效氯 2000mg/L 消毒液浸泡 30min 以上。

b. 擦拭法：对大件物品或其他不能用浸泡沫消毒的物品，用擦拭法消毒。消毒所有药物浓度和作用时间参见浸泡法。

c. 喷洒法：依据不同的物体表面及空气污染的情况决定使用该法。

d. 干粉消毒法：用于对排泄物的消毒，用含氯消毒剂干粉加入排泄物中，含氯消毒剂用量是排泄物的 1/5，略加搅拌后，作用 2~6h；用于对医院污水的消毒，用干粉按有效氯 50mg/L 用量加入污水中，并搅拌均匀，作用 2h 后排放。

(3)注意事项：

①粉剂应于阴凉处避光、防潮、密封保存；水剂应于阴凉处避光、密闭保存。所需溶

液应现配现用。

②配制漂白粉等粉剂溶液时，应戴口罩、橡胶手套。

③未加防锈剂的含氯消毒剂对金属有腐蚀性，不应用做金属器械的消毒；加防锈剂的含氯消毒剂对金属器械消毒后，应用无菌蒸馏水冲洗干净，并擦干后使用。

④消毒时，若存在大量有机物，则应提高使用浓度或延长作用时间。

⑤用于污水消毒时，应根据污水中还原性物质含量，适当增加浓度。

6. 乙醇

乙醇属中效消毒剂，具有中效、速效、无毒，对皮肤黏膜有刺激性，对金属无腐蚀性，受有机物影响很大，易挥发、不稳定等特点。其含量为95%(V/V)。

(1)适用范围：适用于皮肤、环境表面及医疗器械的消毒等。

(2)使用方法：常用消毒方法是对皮肤的消毒，用75%乙醇棉球擦拭；也可以用于对体温计等的浸泡消毒。

7. 碘伏

碘伏属中效消毒剂，具有中效、速效、低毒，对皮肤黏膜无刺激并无黄染，对铜、铝、碳钢等二价金属有腐蚀性，受有机物影响很大，稳定性好等特点。

(2)适用范围：主要适用于皮肤、黏膜等的消毒。

(3)使用方法：消毒时，用浸有碘伏消毒液的无菌棉球或其他替代物品擦拭被消毒部位；也有针对性用于对阴道黏膜及伤口黏膜创面的消毒，用含有效碘250mg/L的消毒液冲洗3~5min。

8. 碘酊

碘酊(碘酒)，由碘、碘化钾溶解于酒精溶液而制成。碘酒有强大的杀灭病原体作用，它可以使病原体的蛋白质发生变性。碘酒可以杀灭细菌、真菌、病毒、阿米巴原虫(2%~3%碘酊用作皮肤消毒)等，可用来治疗细菌性、真菌性、病毒性等皮肤病。

(1)适用范围：适用于注射及手术部位的皮肤消毒。

(2)使用方法：使用碘酊原液直接涂擦注射或手术部位的皮肤2遍，作用时间1~3min，待稍干后，再用70%~80%(体积比)乙醇脱碘。

(3)注意事项：

①不能大面积使用碘酊，以防大量碘吸收而出现碘中毒。

②一般不使用于发生溃烂的皮肤。

③禁用于碘过敏者。

④碘酊不宜与红汞(俗称红药水)同时涂用，以免产生碘中毒。

⑤应置于阴凉处，避光、防潮和密封保存。

9. 酸性氧化电位水

酸性氧化电位水的主要成分是有效氯含量为60mg/L±10mg/L；pH值范围2.0~3.0；氧化还原电位(ORP)≥1100mV；残留氯离子<1000mg/L。

(1)适用范围：适用于消毒供应中心手工清洗后的不锈钢和其他非金属材质器械、器具、物体表面、内镜等的浸泡法消毒；物体表面的消毒。

(2)使用方法：将手工清洗后的待消毒物品，如器械、物品等需要在流动的水下冲洗或浸泡消毒 2min，净水冲洗 30s，再按有关消毒灭菌程序进行处理。

（3）注意事项：

①应先彻底清除器械、器具和物品上的有机物，再进行消毒处理。

②酸性氧化电位水对光敏感，有效氯浓度随时间处长而下降，宜现制备现用。

③储存应选用避光、密闭、硬质聚氯乙烯材质制成的容器。室温下贮存不超过 3d。

④每次使用前，应在使用现场酸性氧化电位水出水口处，分别检测 pH 值和有效氯浓度，检测数值应符合指标要求。

⑤对铜、铝等非不锈钢的金属器械、器具和物品有一定有腐蚀作用，应慎用。

⑥不得将酸性氧化电位水和其他药剂混合使用。

⑦皮肤过敏人员操作时应戴手套。

⑧酸性氧化电位水长时间排放，可造成排水管路的腐蚀，故应每次排放后再排放少量碱性还原电位水或自来水。

⑨消毒时务必做到容器带盖，并在消毒时盖好，应保证一用一换，不可重复使用。

第三节　常用消毒剂的应用与管理

常用消毒剂的特点及应用，具体见表 4-4。

表 4-4　　　　　　　　　　　常用消毒剂的特点及应用

名称	效型	特点	消毒方法	浓度	作用时间
乙醇	中效消毒剂	速效、无毒，对皮肤黏膜有刺激性，对金属无腐蚀性，受有机物影响很大，易挥发、不稳定	浸泡法擦拭法	低效消毒用 75%用浸有 75%乙醇的棉球或其他替代物品擦拭被消毒部位，待干	10min 以上
聚维酮碘（碘伏）	中效消毒剂	速效、低毒，对皮肤黏膜无刺激，不使皮肤黄染，受有机物影响大，稳定性好	擦拭法冲洗法	皮肤：0.25%~0.5% 黏膜：0.05%~0.1%	2~3 遍，待干 2~3 遍，作用
酸性氧化电位水	高效消毒剂	速效、无毒对非不锈钢金属器械有腐蚀作用，受有机物影响大，不稳定	浸泡法擦拭法		5min 以上
戊二醛	灭菌剂	广谱、高效、毒副作用大、腐蚀性小、受有机物影响小、稳定性好	浸泡法	2%	灭菌：10h 消毒：10~45min
过氧化氢	高效消毒剂	广谱、速效、无毒，腐蚀性强，受有机物影响很大，纯品稳定性好	浸泡法擦拭法含漱冲洗	3% 同浸泡法 1.0%~1.5% 3%	30min
含氯消毒剂	高效消毒剂	广谱、低毒、腐蚀性强、受有机物影响大、稳定性差	浸泡法擦拭法	高效消毒： 2000~5000mg/L 低效消毒： 250~500mg/L	30min 以上 10min 以上

第四节　各类环境空气、物体表面细菌菌落数卫生标准

医疗机构各类环境空物体表面细菌菌落数卫生标准，有严格的规定。

环境类别、范围及标准分述如下：

Ⅰ类：主要包括层流洁净手术室、层流洁净病房。空气中的细菌菌落数依据有关洁净手术部建设规范及相关要求执行；物体表面细菌菌落数≤5cfu/m²。

Ⅱ类：主要包括普通手术室、产房、婴儿室、早产儿室、普通保护性隔离室、供应室无菌区、烧伤病房及重症监护病房。空气中细菌菌落数≤4cfu（15min，直径9cm平皿）；物体表面细菌菌落数≤5cfu/m²。

Ⅲ类：儿科病房、妇产科检查室、注射室、换药室、治疗室、供应室清洁区、急诊室、化验室及各类普通病房和房间。空气中细菌菌落数≤4cfu（5min，直径9cm平皿）；物体表面细菌菌落数≤10cfu/m²。

各类环境空气、物体表面、器械、手卫生、消毒液等的监测频次，应依据2012年原卫生计生委制定的《医院消毒技术规范》执行，及时发现感染隐患，保障患者就医安全。

（张　焱　彭　昕　何文英　黄新玲　胡　莲　于丽红　张　甜）

第五章　常见医院感染的预防与控制

第一节　呼吸道医院感染的预防与控制

一、概述

根据原卫生部 2001 年下发的《医院感染诊断标准(试行)》，呼吸道医院感染包括上呼吸道和下呼吸道感染。上呼吸道感染主要指喉及喉以上的呼吸道感染；而下呼吸道感染主要指气管、支气管和肺的感染。近年来，随着医学技术的飞速发展，各种侵入性操作、广谱抗菌药物、免疫抑制剂和糖皮质激素的广泛使用，在有效控制感染的同时，也诱发了病情更加严重、治疗更加困难的由多重耐药菌引起的下呼吸道感染。

下呼吸道感染是我国第一位的医院感染，占全部医院感染部位构成比的 30% 左右，发病率约为 2.33%。据上海市 18 家综合医院横断面调查，下呼吸道感染导致平均住院日延长 31 天，每例增加直接医疗费用 1.8 万元以上。下呼吸道感染的病死率为 20%~50%，重症病死率高达 70%，应引起高度重视。本节主要讨论下呼吸道医院感染的预防与控制。

二、诊断

(一)临床诊断

符合下述两条之一即可诊断：

(1)患者出现咳嗽，痰黏稠，肺部出现湿啰音，并有下列情况之一者：发热，白细胞总数和(或)嗜中性粒细胞比例增高，X 线显示肺部有炎性浸润性病变。

(2)慢性气道疾患患者稳定期(慢性支气管炎伴或不伴阻塞性肺气肿、哮喘支气管扩张症)继发急性感染，并伴有病原学改变或 X 线胸片显示与入院时比较有明显改变或新病变。

(二)病原学诊断

临床诊断基础上，符合下述条件之一即可诊断：

(1)经筛选的痰液，连续两次分离出相同的病原体。

(2)痰细菌定量培养分离病原菌数 $\geqslant 10^6 \text{cfu/mL}$。

(3)血培养或并发胸腔积液者的胸液分离到病原菌。

（4）经支气管镜或人工气道吸引采集的下呼吸道病原菌数≥10^5cfu/mL；经支气管肺泡灌洗分离到病原菌数≥10^4cfu/mL；或经防污染标本刷、防污染支气管肺泡灌洗采集的下呼吸道分泌物分离到病原菌，而原有慢性阻塞性肺病包括支气管扩张者病原菌数必须≥10^3cfu/mL。

（5）痰或下呼吸道采样标本中分离到通常非呼吸道定植的细菌或其他特殊病原体。

（6）免疫血清学、组织病理学的病原学诊断证据。

（三）鉴别诊断

应排除非感染性原因，如肺栓塞、心力衰竭、肺水肿、肺癌等所致的下呼吸道的胸片的改变。

（四）注意事项

痰或下呼吸道标本采集方法非常重要，直接关系到培养结果的准确性。由于呼吸道定植菌群的干扰，在选择痰培养检查时，应该同时进行痰涂片检查。若痰涂片结果为每低倍视野白细胞>25个且上皮细胞<10个，提示这是一份合格的痰标本；若每低倍镜视野<10个且上皮细胞>25个，则表明标本被唾液污染严重，应重新留取标本。

三、预防与控制措施

（一）降低口咽部和上消化道定植、减少误吸

鼻胃管可增加口咽部细菌定植和分泌物滞留，降低食管下端括约肌功能，增加反流和误吸。选用小型鼻胃管或应用小孔径导管进行肠道喂养，同时在经鼻胃管营养时，最好检测残留胃容积，防止胃过度膨胀，可能对呼吸机相关性肺炎的发生有一定预防作用。胃容积一次增加>150mL宜终止胃肠营养，残留胃容积被广泛用来评价患者对完全胃肠营养的耐受性。

（二）患者体位管理

30°~45°半卧位可使胃液反流、口咽部细菌定植和误吸的发生减少，降低呼吸机相关性肺炎发生的危险性。

（三）预防应急性溃疡药物的选用

胃液 pH 值和胃内细菌有着直接的关系，而胃内定植菌和呼吸机相关性肺炎发生的危险性亦相应增加。当存在发生应激性溃疡先兆时，应首先考虑选用 H2 受体拮抗剂。

（四）减少外源性污染

（1）合格的手卫生。洗手是预防医院感染最简单有效的方法，特别强调工作人员的有效洗手和诊疗前后必须洗手或手消毒，提高手卫生的依从性，戴手套不能代替洗手，脱手套后应洗手或手消毒。

（2）密闭气管腔内吸引系统。有资料显示，使用密闭式吸痰管有减少呼吸机相关性肺炎发病率的趋势。

（3）减少呼吸管路的更换频率。中华医学会重症医学分会于2006年发布的《机械通气临床应用指南》明确推荐，呼吸机管路不必频繁更换，一旦污染，则应及时更换。目前，我国大多数医疗机构呼吸机管路常规每周更换一次，污染或出现故障时立即更换。

（五）营养支持

营养不良可增加细菌对支气管的依附性和院内肺炎发生的危险性，研究发现，早期进行肠道营养可减少呼吸机相关性肺炎发生。

四、治疗

最初的经验性应用抗菌药物是影响呼吸机相关性肺炎预后最重要的因素。因此，在高度怀疑呼吸机相关性肺炎时，其抗感染治疗原则是早期、合理、足量、足疗程。晚发型呼吸机相关性肺炎的病原体大多是革兰氏阴性菌，以铜绿假单胞菌、不动杆菌为主。

第二节　手术部位医院感染的预防与控制

一、概述

外科手术会带来手术部位皮肤和组织的损伤，当手术切口的微生物污染达到一定程度时，就会发生手术部位感染。手术部位感染(SSI)包括手术切口及手术脏器的感染，是常见的医院感染。手术部位感染的危险因素包括患者方面和手术方面。2%～5%非腹部清洁手术(如胸部外科手术、整形外科手术等)患者和20%腹部手术患者会发生手术部位感染。手术部位感染感染率仅次于下呼吸道和尿路感染，成为排在第三位的院内感染。手术部位感染会导致医疗花费成本加大，增加患者住院天数、增加再入院概率，可造成手术失败甚至患者死亡等。医疗机构应当针对危险因素，做好风险评估，制定切实可行的防范措施，加强外科手术部位感染的预防与控制工作。

二、流行病学

因为，手术直接破坏了患者的皮肤及其黏膜的自然屏障，在手术切开皮肤或黏膜后，微生物造成手术部位感染的流行病学特征，大体上可归纳为三个方面：感染源、感染途径、危险因素。

（一）感染源

手术部位感染的感染源主要来自医护人员、患者及医院环境。一般来说，感染源包括手术组人员污染的手、皮肤、头发、口腔、呼吸道、泌尿道的正常菌群；环境、手术器械上的细菌。

(二)感染途径

手术部位感染的途径主要分为两个方面,包括直接接触感染和间接接触感染,如手术人员手上的细菌可经过手套破口直接进入手术野,打湿的手术衣或消毒巾被浸湿后不能完全阻止皮肤上的细菌进入手术野,皮屑、飞沫、头发上的细菌可通过流动的空气和污染的媒介进入手术野等。

(三)危险因素

导致手术部位感染的危险因素包括:患者方面,如年龄、肥胖、慢性疾病、血糖增高、免疫疾病、免疫系统损伤、恶性肿瘤、化学药物治疗、肾上腺糖皮质激素的长期使用,身体抵抗力低下,术后营养不良、其他部位感染;手术方面,如术前住院天数、手术室环境、手术区皮肤清洗和消毒准备、手术器械的灭菌,以及手术时患者的体温、手术时间、麻醉、手术操作技巧、手术过程的无菌操作、术后引流、切口类型及预防性抗菌药物使用情况等。

三、外科手术切口的分类

根据外科手术切口微生物污染情况,外科手术切口分类如下:

(1)清洁切口:手术未进入感染炎症区,未进入呼吸道、消化道、泌尿生殖道及口咽部位。

(2)清洁-污染切口:手术进入呼吸道、消化道、泌尿生殖道及口咽部位,但不伴有明显污染。

(3)污染切口:手术进入急性炎症但未化脓区域;开放性创伤手术;胃肠道、尿路、胆道内容物及体液有大量溢出污染;术中有明显污染,如开胸心脏按压。

(4)感染切口:有失活组织的陈旧创伤手术;已有临床感染或脏器穿孔的手术。

四、诊断

外科手术部位感染分为表浅手术切口感染、深部手术切口感染、器官/腔隙感染。

(一)表浅手术切口感染

手术后 30 天以内发生的仅累及切口皮肤或者皮下组织的感染,并符合下列条件之一:

(1)切口浅部组织有化脓性液体。

(2)从切口浅部组织的液体或者组织中培养出病原体。

(3)具有感染的症状或者体征,包括局部发红、肿胀、发热、疼痛和触痛,外科医师开放的切口浅层组织。

下列情形不属于表浅手术切口感染:

(1)针眼处脓点(仅限于缝线通过处的轻微炎症和少许分泌物);

(2)外阴切开术或包皮环切术部位或肛门周围手术部位感染;

(3)感染的烧伤创面，及溶痂的Ⅱ、Ⅲ度烧伤创面。

(二)深部手术切口感染

无植入物者手术后30天以内、有植入物者手术后1年以内发生的累及深部软组织(如筋膜和肌层)的感染，并符合下列条件之一者：

(1)从切口深部引流或穿刺出脓液，但脓液不是来自器官/腔隙部分。

(2)切口深部组织自行裂开或者由外科医师开放的切口。同时，患者具有感染的症状或者体征，包括局部发热，肿胀及疼痛。

(3)经直接检查、再次手术探查、病理学或者影像学检查，发现切口深部组织脓肿或者其他感染证据。

同时累及切口浅部组织和深部组织的感染归为深部手术切口感染；经切口引流所致器官/腔隙感染，无须再次手术归为深部手术切口感染。

(三)器官/腔隙感染

无植入物者手术后30天以内、有植入物者手术后1年以内发生的累及术中解剖部位(如器官或者腔隙)的感染，并符合下列条件之一者：

(1)器官或者腔隙穿刺引流或穿刺出脓液。

(2)从器官或者腔隙的分泌物或组织中培养分离出致病菌。

(3)经直接检查、再次手术、病理学或者影像学检查，发现器官或者腔隙脓肿或者其他器官或者腔隙感染的证据。

五、手术部位感染的预防控制措施

根据SSI的分析，预防与控制应从以下几个方面入手：术前预防性应用抗菌药物；手术前的预防；手术中预防；手术后预防；手术切口的监测。

(一)术前预防性应用抗菌药物

循证医学证实术前0.5~1h一次性应用抗菌药物即可有效预防SSI，且效果优于术后多次长时间使用抗菌药物。预防性抗菌药物应根据适应证使用，抗菌药物的选择视预防目的而定，对于特定手术部位感染的常见菌种，所选择的抗菌药物必须是有效的，具体要求参考有关抗菌药物管理指导原则。

(二)手术前预防措施

(1)尽量缩短患者术前住院时间。择期手术患者应待手术部位以外感染治愈后再行手术。

(2)有效控制患者的血糖水平(因为已知围术期的高血糖是手术部位感染的独立危险因素)、不吸烟(吸烟可以造成手术部位的感染发生率增高)、肥胖者(特别是体重指数BMD>30者手术后的手术部位感染风险更高)控制体重等。

(3)手术区的皮肤准备是预防手术部位感染的重要环节，完整的皮肤具有一定的屏障保护作用，起到阻挡微生物通过皮肤入侵人体的作用。因此，手术前备皮至关重要，其备皮方法包括手术区的清洗或剔除毛发，如需剔除毛发者，应在手术当日进行，用剪毛或脱毛方法，避免使用刀片刮除毛发造成皮肤损伤，影响手术或造成潜在感染危险。

(4)严格消毒手术部位的皮肤，消毒范围应在手术野及其向外扩展≥15cm，应由内向外擦拭消毒；如为感染伤口，则应从外向内消毒，消毒次数依据消毒液说明书进行。

(5)需预防用抗菌药物时，应严格按照2015年版《临床抗菌药物指导原则》进行，静脉输注应在皮肤或黏膜切开前0.5~1h内或麻醉诱导期给予合理种类和合理剂量的抗菌药物。需要做肠道准备的，术前一天分次口服非吸收性抗菌药物。

(6)为防止交叉感染，有明显皮肤感染或患感冒、流感等呼吸道疾病，以及携带或感染多重耐药菌的医务人员，在未治愈前不宜参加手术。

(7)加强手术室环境管理，保证手术室的空气质量，定期维护保养空气消毒机(净化装置)符合消毒要求；严格手术室人员的进出管理，进入手术室人员洗手后更换手术室专用手术衣裤、鞋、帽和口罩；所有参加手术台上工作的人员应严格执行外科手消毒，参加手术的其他相关人员提高手卫生依从性，并有督导落实。

(8)外科手术科室应重视术前患者的抵抗力，积极纠正水电解质的不平衡、贫血、低蛋白血症等，以保证患者有较好的手术耐受，防止发生感染。

(三)手术中预防措施

(1)保持手术室门关闭，手术室保持正压通风，减少人员数量，特别是控制参观人数，不随意进出手术间，保持室内环境表面清洁卫生，加强环境表面和室内仪器设备的清洁消毒，在连台手术之间，应常规清洁消毒这些表面，对所有接触或可能接触手术患者的血液、体液的可能导致感染的物体表面，应进行清洁和消毒处理。

(2)不合格的灭菌物品、器械等可能会造成手术部位感染的暴发，因此，为手术准备使用的器械、器具及物品等必须达到灭菌水平，并按照要求放置在手术器械台上，使用后污染的器械不再使用。

(3)手术中医务人员要严格遵循无菌技术原则，这是预防手术部位感染的基础，发现可疑污染或污染时，及时采取有效防范措施。

(4)合理使用抗菌药物，手术时间较短(<2h)的清洁手术一次给药即可；手术时间超过3小时，或者超过所用抗菌药物半衰期2倍以上的，或成人失血量>1500mL的，术中应追加一剂抗菌药物。

(5)手术操作应有效地止血，减少组织损伤，彻底去除手术部位的坏死组织，避免形成死腔。在操作中，对于出血点的结扎或电凝处理，要保证动作轻柔、不粗暴，在有效止血的同时，保证组织适当的血液供应。

(6)手术中宜保持患者体温正常，防止低体温带来的危害。需要局部降温的特殊手术执行具体专业要求，手术主要操作结束后及时复温。

(7)需要冲洗手术部位时，应使用温度为37℃的无菌生理盐水等液体；需要引流的手术切口，首选密闭负压引流，应在远离手术切口的部位进行置管，确保引流充分。

（8）特殊感染病人（如气性坏疽等）手术应安置在隔离手术间，分组进行（必要时，室外一组人员帮助提供手术时所用的特殊物品、器械，室内人员在患者伤口打开后不易再出来），医务人员应严格执行隔离预防技术的规定。手术后，手术人员脱去手术衣、手套，洗手或手消毒方可离开；手术后，彻底清洁消毒手术房间内所有物品、设备。

（四）手术后预防措施

（1）接触患者手术部位或更换切口敷料前后必须进行手卫生，脱手套后洗手或手消毒。

（2）更换切口敷料时，严格遵守无菌操作原则及换药流程。先清洁伤口，再污染伤口，最后换感染伤口。特殊感染，如炭疽、气性坏疽、破伤风等，应严格进行隔离，并做好自我防护。

（3）密切观察伤口引流情况，术后保持引流管通畅，在做好每日评估的基础上，除非必要，应尽早拔除引流管，引流不畅或时间过久，都会有潜在细菌的定植，带来感染隐患。

（4）定时观察患者手术部位切口情况，有分泌物时，应进行微生物培养，及时诊断、合理用药，按要求填报院内感染报告卡。

六、前瞻性感染监测

医院感染控制人员将手术部位感染的有关情况报告给手术小组成员，由个案的多少及持续性质量改善措施的目标来决定报告次数及报告的形式。

（1）制定预防 SSI 的有关规章制度。

（2）选择合适监测的手术类型。

（3）做好住院患者 SSI 监测。

（4）做好出院病人的 SSI 随访工作。

第三节　泌尿系统医院感染的预防与控制

一、概述

泌尿系统感染又称尿路感染（UTI），是病原菌在尿路中发生繁殖引起的尿路感染的炎症反应。根据感染的部位，可分为上尿路感染和下尿路感染。感染累及肾、肾盂及输尿管时，称为上尿路感染；累及膀胱及尿道时，称为下尿路感染。根据有无基础疾病，尿路感染还可分为复杂性尿路感染和非复杂性尿路感染。医院内尿路感染是患者在入院时没有尿路感染的症状，而在其住院期间48小时后出现症状（发热、排尿困难等），尿培养有细菌生长，或无症状，但尿标本中的白细胞男性≥5个高倍视野，女性≥10个高倍视野，细菌多于10^5cfu/mL，都可判断为尿路感染。医院内尿路感染最常见的病原体是细菌，其他如真菌、病毒、立克次体、螺旋体、寄生虫等亦可引起。医院内尿路感染是住院最常见的医源性感染之一，可见于内、外、妇、儿各科，女性多见。我国统计，尿路感染的发生率在医院感染中占 20.8%~31.7%，其中 66%~86% 尿路感染的发生与导管的使用有关。导尿相关尿路感染（CAUTI）是指留置导尿管后，或者拔除导尿管 48 小时内发生的泌尿系统感染。

二、病原学

感染病原体可分为内源性和外源性。内源性感染病原体主要来自直肠和阴道定植菌，外源性感染主要来自污染的医务人员手和器械。病原菌或从插管处沿导尿管外壁，或从污染的集尿袋、导尿管接口沿导尿管内壁向上移行进入泌尿道。据全国医院感染监测网资料显示，医院内尿路感染的主要的病原菌是革兰氏阴性杆菌，最常见的有大肠埃希菌，其次是变形杆菌、克雷伯菌属、肠杆菌属、铜绿假单胞菌、粪肠球菌和葡萄球菌等，还可有真菌、病毒、寄生虫等致病。铜绿假单胞菌常发生于尿路器械检查后。变形杆菌、克雷伯菌常见于尿路结石患者。

三、流行病学

一般认为，尿路感染主要途径是上行感染和血行感染，上行感染主要见于留置导尿和尿路侵入性操作，后者主要继发于菌血症的血行播散。正常情况下，尿道口及其周围是有细菌定值的，但一般不引起感染。当机体抵抗力下降或尿道黏膜有轻微损伤时，或者细菌的毒力大时，黏附尿道黏膜和上行的能力强，容易侵袭膀胱和肾脏，造成感染。由于女性尿道口靠近肛门，且女性尿道比男性短而宽，女婴尿道口常被粪便污染，故更易致病。留置导尿管或进行其他的尿路器械操作，病原菌借助导尿管侵入膀胱或者通过导尿管和尿道黏膜间的薄层液体达膀胱。通过导尿管是细菌入侵的最常见途径，细菌在污染导管、引流管和尿液收集器后进入导尿管腔。由工作人员的手造成的保留导尿管系统交叉污染在散播细菌感染中起着重要作用。此外，细菌尚可通过污染的冲洗液和各种药物溶液、未严格消毒的膀胱镜等进入尿路。导尿管每留置 1 日出现菌尿症的机会为 5%~10%，放置 2 周后 50% 以上的患者将发生感染。

引起尿路感染的因素如下：

（1）女性尿道短，细菌上行较男性容易，上尿路感染在女性极为常见。

（2）尿路梗阻是诱发尿路上行感染的重要原因。据统计，尿路梗阻者的尿路感染发生率较无阻塞者高 12 倍。由于结石、肿瘤、尿道狭窄、前列腺肥大、女性膀胱颈梗阻、包茎、神经性膀胱、膀胱憩室、肾下垂等原因，出现尿流不畅，细菌不易由膀胱排出而大量繁殖，易发生感染。

（3）尿路畸形或功能缺陷，如肾脏发育不全、输尿管畸形或膀胱输尿管反流等，易发生感染。

（4）留置导尿管或进行其他的尿路器械操作会损伤尿道黏膜，还可将尿道的细菌直接带入膀胱。

（5）其他因素，如全身性疾病，晚期肿瘤及长期使用免疫抑制药物等，使人体抵抗力下降，易发生尿道感染。

四、诊断

(一)临床诊断

患者出现尿频、尿急、尿痛等尿路刺激症状，或有下腹触痛、肾区叩痛，伴或不伴发热，并具有下列情况之一：

(1)尿检白细胞男性≥5个/高倍视野，女性≥10个/高倍视野，插导尿管患者应结合尿培养。

(2)临床已诊断为泌尿道感染，或抗菌治疗有效而认定的泌尿道感染。

(二)病原学诊断

临床诊断基础上，符合下述四条之一即可诊断：

(1)清洁中段尿或导尿留取尿液(非留置导尿)培养革兰氏阳性球菌菌数≥10^4cfu/mL、革兰氏阴性杆菌菌数≥10^5cfu/mL。

(2)耻骨联合上膀胱穿刺留取尿液培养细菌菌数≥10^3cfu/mL。

(3)新鲜尿液标本经离心应用相差显微镜检查(1×400)，在30个视野中有半数视野见到细菌。

(4)无症状性菌尿症：患者虽然无症状，但在近期(通常为1周)有内镜检查或留置导尿史，尿液培养革兰氏阳性球菌浓度≥10^4cfu/mL、革兰氏阴性杆菌浓度≥10^5cfu/mL，应视为泌尿系统感染。

说明：

(1)非导尿或穿刺尿液标本细菌培养结果为两种或两种以上细菌，需考虑污染可能，建议重新留取标本送检。

(2)尿液标本应及时接种。若尿液标本在室温下放置超过2小时，即使其接种培养结果细菌菌数≥10^4cfu/mL或10^5cfu/mL，亦不应作为诊断依据，应予重新留取标本送检。

(3)影像学、手术、组织病理或其他方法证实的、可定位的泌尿系统(如肾、肾周围组织、输尿管、膀胱、尿道)感染，报告时应分别标明。

五、医院内尿路感染预防控制措施

在患者住院后，由于病情的需要，医生会根据具体情况对患者实施导尿术，在执行操作过程中，如果操作不当、无菌操作不严、器械物品污染等，可造成患者泌尿道感染，因此，加强医院内尿路感染预防十分重要。

(一)一般预防措施

(1)加强教育与培训，包括医务人员、家属及患者，都应掌握或熟悉无菌导尿及留置导尿的护理及注意事项。

(2)指导多饮水,以助排尿,经常注意会阴部卫生,每日清洗会阴部,保持清洁。

(3)认真执行手卫生,严格无菌操作。

(4)加强机体的防御机能,提高机体免疫力。

(二)置管前导尿管相关尿路感染预防

(1)依据患者的情况,严格掌握留置导尿管的适应证,避免不必要的留置导尿。

(2)插管前,应仔细检查无菌导尿包质量,如导尿包过期、外包装破损、潮湿,不应使用。

(3)根据患者年龄、性别、尿道等情况选择型号合适大小、材质等的导尿管,最大限度降低尿道损伤和尿路感染。

(4)对留置导尿管的患者,应采用密闭式引流装置。

(5)告知患者留置导尿管的目的,配合要点和置管后的护理及注意事项,做好患者的健康教育。

(三)置管时导尿管相关尿路感染预防

(1)医务人员要严格执行手卫生,认真洗手后,戴无菌手套实施导尿术。

(2)严格遵循无菌技术操作原则,正确铺无菌巾,保持最大的无菌屏障。

(3)充分消毒尿道口,使用合适的消毒棉球消毒尿道口及其周围皮肤黏膜,棉球不能重复使用。男性先洗净包皮及冠状沟,然后自尿道口、龟头向外旋转擦拭消毒。女性先按照由上至下、由内向外的原则清洗外阴,然后清洗并消毒尿道口、前庭、两侧大小阴唇,最后会阴、肛门。

(4)插管动作要轻柔,避免损伤尿道黏膜。导尿管插入深度适宜,插入后,向水囊注入 10~15mL 无菌水,轻拉导尿管,以确认尿管固定稳妥,不会脱出。

(5)置管过程中,指导患者放松,协调配合,避免插管中的污染,如尿管被污染,则应当重新更换尿管。

(四)置管后导尿管相关尿路感染预防

(1)妥善固定尿管,避免打折、弯曲,保证集尿袋高度低于膀胱水平,避免接触地面,防止逆行感染,医务人员应注意观察和处理发生的异常情况。

(2)保持尿液引流装置密闭、通畅和完整,患者活动或搬运时应夹闭引流管,防止尿液逆流。

(3)应使用个人专用的收集容器及时清空集尿袋中尿液并遵循无菌操作原则,避免集尿袋的出口触碰到收集容器。

(4)留取小量尿标本进行微生物检测时,应当消毒导尿管后,使用无菌注射器抽取标本送检。留取大量尿标本时(此法不能用于普通细菌和真菌学检查),可以从集尿袋中采集,操作时注意避免打开导尿管和集尿袋的接口。

(5)不应常规使用含消毒剂或抗菌药物的溶液进行膀胱冲洗或灌注以预防尿路感染。

(6)留置导尿管期间,应每日清洁或冲洗尿道口;大便失禁的患者清洁后还应进行消毒。

(7)患者沐浴时应注意对导管的保护,提示患者不应把导管浸入水中。

(8)长期留置导尿管患者,不宜频繁更换导尿管。若导尿管阻塞、不慎脱出或留置导尿装置的无菌性和密闭性被破坏时,应立即更换导尿管。

(9)患者出现尿路感染时,应及时更换导尿管,并留取尿液进行微生物检测。

(10)每天评估留置导尿管的必要性,不需要时尽早拔除导尿管,尽可能缩短留置导尿管时间。

(11)对长期留置导尿管的患者,拔除导尿管时,应训练膀胱功能。

(12)医护人员在维护导尿管时,要严格执行手卫生。

六、管理要求

(1)医疗机构应当健全规章制度,制定并落实预防与控制尿路感染的工作规范和操作规程,明确相关部门和人员职责。

(2)医务人员应当接受关于无菌技术、导尿操作、留置导尿管的维护,以及导尿管相关尿路感染预防的培训和教育,熟练掌握相关操作规程。

(3)医务人员应当评估患者发生尿路感染的危险因素,实施预防和控制尿路感染的工作措施。

(4)对发生感染者的治疗应做到及时采集合格尿标本送检,根据药敏用药,抗菌药物使用疗程合理,诊断明确。

第四节 消化系统和腹部医院感染的预防和控制

消化系统和腹部医院感染通常包括胃肠系统感染、肝炎、腹(盆)腔内感染,在医院感染中,消化系统感染涵盖范围缺少明确界定,我国医院感染诊断标准中,将其与腹部感染一并罗列。本节重点讨论感染性腹泻。

一、概述

医院感染性腹泻是指患者在住院期间获得的急性胃肠道感染,它不仅影响医疗质量,增加住院花费,甚至增加死亡率。随着临床微生物实验室技术的发展,医院感染性腹泻的病原学诊断水平有了飞速提高,医院感染性腹泻的上报率发生了实质性的变化。

近年来,随着医院感染监测与报告制度的完善、诊断技术的提高以及发生感染的病例增加等因素,我国的感染性腹泻成为前五位的医院感染之一。重症监护病房、老年病房、新生儿病房等医院感染的高发部门,已将医院感染性腹泻的监测、预防与传播控制列为感染控制的重点之一。

二、病因

医院感染性胃肠炎可由多种病原引起,常见病原体包括细菌、病毒、原虫以及真菌等

(细菌前五位为大肠埃希菌、志贺菌属、沙门菌属、霍乱弧菌、小肠结肠炎耶尔森菌；真菌前五位为轮状病毒、腺病毒、杯状病毒、星状病毒、柯萨奇病毒；原虫有溶组织阿米巴、蓝氏贾第鞭毛虫、隐孢子虫、人滴虫；真菌：白色念珠菌、曲霉菌、毛霉菌)。总体上发病率居首位的是细菌性痢疾及轮状病毒感染；居第二位的是致病性大肠埃希菌感染。细菌性食物中毒也可以引起腹泻，常见的有沙门菌食物中毒，还有葡萄球菌食物中毒、致病性大肠埃希菌食物中毒等，见表5-1。

表5-1 医院感染胃肠炎的常见病原体

分类	常见细菌名称
细菌	大肠埃希菌 志贺菌属 沙门菌属 霍乱弧菌 小肠结肠炎耶尔森菌 空肠弯曲菌 气单胞菌属 李斯特单胞杆菌 金黄色葡萄球菌 艰难梭菌 产气荚膜梭菌 肉毒杆菌
病毒	轮状病毒 腺病毒 杯状病毒 科萨奇病毒 冠状病毒 诺如病毒
原虫	溶组织阿米巴 蓝氏贾第鞭毛虫 隐孢子虫 人滴虫
真菌	白色念珠菌 曲霉菌 毛霉菌

注：医院感染胃肠炎发病机制为决定发病与否，主要因素有患者的抵抗力、感染菌的含量，细菌的毒力(毒力因子包括毒素、黏附力、溶血素、质粒、菌毛、伞毛、酶以及形成生物膜)。

三、流行病学

(一)传染源

主要是患者，其次为患者家属、探视者和医务人员中的带菌者。

(二)传播途径

主要为粪—口传播，如进食污染的食物；接触被污染的环境和物品，如被污染的被服、医疗用具、水龙头、门把手、餐具等。陪护者和医护人员受到污染的手在传播中的作用也值得重视。病毒性腹泻还可能通过呼吸道传播。暴发性流行多因摄入污染食物以及通过呼吸道传播的病毒感染所致。医院内经水传播导致的伤寒、细菌性痢疾、病毒性腹泻等暴发在国内已有多次报道。

(三)易感人群

人群普遍易感，特别是免疫缺陷的宿主，如营养不良的儿童、有严重基础疾病者、老年患者以及胃酸缺乏者。长期应用抗菌药物治疗、应用糖皮质激素药物、接受放、化疗的肿瘤患者以及重症监护患者，因免疫功能降低，更易感染。

(四)流行特征

感染性腹泻是医院感染性疾病的前五位之一，在我国医院感染性腹泻暴发并不少见。

近年来，有多起在老年病房诸如病毒感染性腹泻暴发的报告，经调查认为，感染的发生很可能是由于感染患者剧烈呕吐、腹泻，使病毒粒子污染空气，被其他人吸入或咽下后而引起发病。

感染性腹泻全年均可发病，但夏季多为细菌感染，秋冬季则以病毒感染多见。

四、诊断标准

医院感染性腹泻的诊断需要依据流行病学资料、患者的临床表现、粪便标本常规及病原学检查等进行综合诊断。其流行病学资料包含不洁饮食(水)史、有无集体发病、与腹泻患者的接触史、与污染物品的接触史、手术或使用抗菌药物等。粪便常规检查可见稀便、水样便、血便或脓血便，镜检大量红细胞、白细胞，也可有少量或无细胞。

(一)临床诊断

急性腹泻≥3次/24小时，或粪便检查白细胞≥10个/高倍视野，或伴恶心、呕吐、腹痛、发热，排除非感染性因素(如诊断治疗原因使用导泻剂、基础疾病、心理紧张等)所致的慢性胃肠炎急性发作。

(二)病原学诊断

临床诊断基础上，符合下列情形之一者：
(1)粪便或肛拭子标本培养出肠道病原菌；
(2)常规镜检或电镜直接检出肠道病原体；
(3)从血液或粪便中检出病原体的抗原或抗体，达到诊断标准；
(4)从组织培养细胞病理变化(如毒素测定)判定系肠道病原体所致。

五、预防与控制措施

预防住院患者胃肠道感染的关键在于了解这些疾病的主要传播途径是粪-口途径。这些疾病可通过直接接触或间接通过医护人员的手或接触物体表面散播到其他人。被污染的食物、水、药品或仪器设备是常见的传播媒介。预防感染的发生需要做好以下几方面的工作：

(1)认真执行手卫生，既包括患者的手卫生，也更要强调医护人员的手卫生。有效地洗手是最简单、最重要的预防措施。

(2)加强食品卫生管理。预防集体食物中毒的重点在于保证食品保存和生产过程的卫生。厨具表面和设备应保持非常干净。食物的来源可靠，不要使用未消毒的产品。必须在适当的温度下保存食品，应该特别强调对食品加工人员进行培训，因为他们在预防食物中毒性疾病的传播中起着重要作用。

(3)加强饮水卫生，妥善处理患者的排泄物，应严格按照医院污水处理的规范要求操作，避免携带感染病原的粪便污染水源。

(4)加强医疗器械的消毒管理，如体温计容易受到污染，应进行严格消毒。内镜的清洗和消毒必须严格按照内镜清洗消毒规范的要求完成每一步骤。

（5）加强环境卫生管理。环境和物体表面的清洁与消毒对预防医院感染性胃肠炎的院内传播很重要。

（6）加强医院职工个人卫生宣教。必须对胃肠炎的工作人员进行监测，在症状消失前不能直接接触患者或食物。应注意患者从急性期恢复后，仍有很长一段时间可能排泄病原体，对于感染非伤寒沙门菌属的沙门菌或志贺菌的无症状工作人员至少两次大便培养呈阴性，才能重新开始工作。

（7）预防为主，及时发现，以患者安全为中心，采取有效措施降低医院感染胃肠炎的危险因素。

（8）尽早治疗，纠正水电解质紊乱，对严重者给予静脉输注药物，合理应用抗菌药物，尽量减少制酸剂预防溃疡，而应选用黏膜保护剂，如硫糖铝。限制使用灌肠剂，减少鼻胃管的使用时间。

抗菌药物相关性腹泻是指由于接受抗菌药物治疗而引起的一系列严重程度不同、以腹泻为主要症状的肠道菌群失调症的总称。包括抗菌药物相关性腹泻、抗菌药物相关性肠炎等。对于其诊治、防控，应按照有关医院感染诊断标准执行。

第五节 血液系统医院感染预防与控制

血液系统感染属全身性感染，由于感染病原体和感染途径较多，血液系统感染的预防与控制涉及感染控制的各个环节，本节重点讨论血管导管相关感染。

一、概述

导管相关性血流感染（CRBSI）是指带有血管内导管患者的菌血症，且除导管外无其他明显的血流感染源。

外周静脉导管作为静脉通路最为频繁。虽然外周静脉导管相关的局部感染和血流感染发生率通常比较低，但由于使用率高、使用范围广，每年有相当多的严重感染发生。然而，多数严重的导管相关性感染都与使用中心静脉导管有关，尤其是重症监护病房中需要多次置管的患者。在ICU中患者感染的发生率通常比普通病区高，有10%的患者会经历导管相关性血流感染。在美国，CRBSI已经成为医院内最常见的感染之一，占整个院内感染的10%~20%。

二、病因

血管导管相关血流感染发生的危险因素很多，有时外源性因素和内源性因素可能同时存在。①置管部位。其感染的危险性由低到高依次为锁骨下静脉、颈内静脉、股静脉；②导管留置时间。导管留置时间长于7天者感染概率增高；③CVC留置时间。时间越长，感染的危险性越大；④医护人员的操作技能。置管及日常导管护理时无菌技术缺陷或无菌操作的依从性差，均可提高血管导管相关血流感染的发病率；⑤患者的基础疾病。伴有严重的基础疾病及免疫力低下的危重患者，感染的发病率高。另外，其他危险因素还包括插管时所处位置(门诊、住院部或 ICU)、插管类型、插管数量、患者每日接受操作的次数、使用肠外营养插管等。

三、流行病学

各种类型导管的血管导管相关血流感染发病率不同。前瞻性研究显示，外周静脉导管留置的感染率最低为 1%，经皮颈内静脉或锁骨下静脉留置的导管感染率为 3%~5%，中心静脉的感染率最高约为 10%，医院内发生的血管导管相关血流感染大多数与使用中心静脉导管(CVC)相关，置管患者血管导管相关血流感染的发病率远高于未置管患者。

革兰氏阳性菌是最主要的病原体。常见的致病菌有表皮葡萄球菌、凝固酶阴性葡萄球菌、金黄色葡萄球菌、肠球菌等；表皮葡萄球菌感染主要是由于皮肤污染严重引起，约占血管导管相关血流感染的 30%。金黄色葡萄球菌曾是血管导管相关血流感染最常见的病原菌，而耐万古霉素肠球菌感染的发生率也在增加。其他的致病菌有铜绿假单胞菌、嗜麦芽窄食单胞菌、鲍曼不动杆菌等。随着广谱抗菌药物应用日趋广泛，真菌在院内血行感染中的比例越来越高。白色念珠菌是常见的病原体，在骨髓移植患者中可达 11%。免疫功能低下患者，尤其是器官移植后接受免疫抑制剂治疗者，还可发生曲霉菌感染。

四、临床特征

导管相关性血流感染，为带有血管内导管患者的菌血症或真菌血症，至少一次外周静脉血培养阳性，除导管外没有明显的感染源。临床主要表现为发热、畏寒或寒战和(或)血压降低，可以表现为高热甚至超高热，以弛张热多见，部分患者表现为畏寒、寒战、高热、大汗，少数感染严重者伴随血压下降或休克等脓毒症的临床表现。如果患者为老年人、体质衰弱者，也可以表现为不发热，仅表现为低血压或休克症状。导管相关性血流感染还须排除身体其他部位感染出现上述表现，如手术部位感染、尿路感染、肺部感染等，以及其他部位感染所致的继发性菌血症。

外周血 WBC 升高，中性粒细胞比值增加；严重感染者，外周血 WBC 可以不升高反而降低，但中性粒细胞比值仍增高。

五、诊断

(一)临床诊断

主要根据临床表现，包括局部感染症状、体征和全身感染的症状、体征以及血管留置导管病史，如诊断导管相关血流感染还需要排除其他原因继发的血流感染。当根据临床表现怀疑时或已经做出临床诊断时，应及时取导管插管部位分泌物，经导管采血和对侧静脉采血进行细菌培养，拔除导管时取导管尖端进行细菌半定量培养协助诊断。还可以取导管插入部位分泌物或穿刺物进行革兰染色检查辅助诊断。

(二)实验室诊断

导管相关性血流感染至少需要具备以下一项：导管段细菌定量培养阳性或半定量培养阳性(大于 15cfu/导管段)，并且从导管段和外周血分离出同一种致病菌；同时进行的定量血培养中心静脉与外周血的细菌浓度比例≥3∶1；同时从导管和外周静脉取相同体积的血送血培养，中心静脉导管比外周血培养阳性报警时间早 2 小时。

(1)血管内导管培养，当怀疑导管相关性血流感染而移除导管时，应进行导管培养，但不需常规留取导管作培养；不推荐导管尖端定性肉汤培养；对于 CVC 应作导管尖端培养，而非皮下阶段培养；对抗感染导管尖端的培养，需使用含抑制剂的特殊培养基；怀疑导管相关感染，并且导管出口处有渗液者，应用拭子擦拭渗出物作培养和革兰染色。

(2)血培养在开始抗菌药物治疗前留取血标本作培养，如果可行，应由专职的抽血人员采血；经皮自外周静脉采血和自导管留取血标本时，需做好皮肤消毒；可疑导管相关性血流感染，应留取 2 份血标本，1 份留自导管，1 份留自外周静脉，血培养瓶需标注血标本的采集部位；如果不能自外周静脉抽血，推荐自不同的导管内腔留取至少 2 份血标本；血标本定量和(或)监测阳性报警时间差应该在开始抗菌药物治疗前进行，各培养瓶中血量相同。

六、预防

(一)教育培训与人员配备

(1)对相关医疗人员进行教育，包括血管内导管的使用指征，血管内导管置管及其护理的规范化操作，防止血管内导管相关感染的最佳感染预防措施。

(2)应定期评估施行血管内导管置入术及其护理的相关人员对指南知晓度和依从性。

(3)在执行操作中，仅允许经过培训并通过考核的医疗人员进行外周和中心静脉导管置入和护理工作，以确保操作成功。

(4)重症监护室(ICU)应配备合格的护理人员，保障人员配置合理。

(二)导管及插管部位选择

(1)外周静脉导管。

①成人应选择上肢作为插管的部位。对于留置在下肢的导管，需尽快在上肢重新置管。

②儿童可选择上肢、下肢或头皮(新生儿或小婴儿)进行插管。

③应根据插管目的、预计使用的时间、已知感染和非感染并发症、插管操作者的个人经验等因素，合理选择导管种类。

(2)中心静脉导管。

①在选择置管部位前，须权衡降低感染并发症和增加机械损伤并发症的利弊。

②成人应避免选择股静脉作为穿刺点。

③当对成人进行非隧道式中心静脉置管操作时，应选择锁骨下静脉，而非颈静脉或股

静脉，以减少感染风险。

④血液透析或终末期肾病患者，应避免选择锁骨下静脉部位，以防锁骨下静脉狭窄。

⑤须接受长期透析的慢性肾衰竭患者，应采用造瘘或植入的等方式，而非 CVC。

⑥应在超声引导下进行中心静脉导管置管。

⑦尽量选用能满足患者治疗所需的最少接口数或腔体数的 CVC。

⑧如有可能，应尽早拔除所有血管内导管。

⑨当插管未能严格遵循无菌要求时(如紧急情况下施行插管)，应尽快更换导管。

(三)手卫生与无菌操作

在触摸插管部位前后，以及插入、重置、触碰、护理导管及更换辅料前后，均应严格执行手卫生。在进行插管和护理操作时，严格执行无菌操作。

(四)最大无菌屏障措施

(1)在放置 CVC、PICC 或更换导丝时，应进行最大无菌屏障措施，包括操作者戴帽子、口罩、无菌手套、穿无菌手术衣，使用覆盖患者全身的无菌敷布。

(2)肺动脉插管时，应使用无菌套管进行保护。

(五)插管部位皮肤准备

(1)在进行周围静脉置管前，采用消毒剂(75%乙醇、碘酊、葡萄糖酸氯己定)进行清洁皮肤。

(2)在进行中心静脉置管、周围动脉置管和更换敷料前，应用含氯己定浓度>0.5%乙醇溶液进行皮肤消毒。若患者对使用氯己定有禁忌，则可选用碘酊或 75%乙醇。

(六)插管部位敷料应用

(1)使用无菌纱布或无菌的透明、半透明敷料覆盖插管部位。若患者易出汗或插管部位有血液或组织渗出，则应选用纱布覆盖。当敷料潮湿、松弛或可见污渍时，应更换。

(2)除透析导管外，不要在插管部位使用抗菌药膏或霜，因其可能促进真菌感染及抗菌药物耐药。

(3)防止导管及插管部位浸入水中。

(4)短期 CVC 置管应每 2 天更换纱布敷料；短期 CVC 置管应至少每 7 天更换透明敷料。

(5)覆盖于隧道或植入式 CVC 部位的透明敷料更换频率不应大于每周 1 次(除非敷料变脏或松弛)，直至插入部位愈合。

(6)保证插管部位护理与插管材料相匹配。所有肺动脉插管均应使用无菌套管。

(7)开展教育和培训，合理使用氯己定皮肤消毒，控制短期置管导管相关性血流感染发生率。

(8)更换敷料时，肉眼观察插管部位或在敷料外进行触诊。若患者有压痛感、不明原因发热或其他表现提示局部或血流感染，则应立即揭开敷料彻底检查插管部位。

(9)鼓励患者及时报告插管部位的任何变化或新的不适。

(七)其他

(1)使用2%氯己定每日清洁患者皮肤1次,以减少导管相关性血流感染。

(2)使用免缝合导管装置固定导管,以降低感染率。

(3)若采用综合措施仍不能降低导管相关性血流感染发生率,则推荐对预计导管留置>5天的患者使用含抗菌剂/杀菌剂的导管和套管(如氯己定、磺胺嘧啶银或米诺环素、利福平包被的CVC管)。

(4)合理使用抗菌药物,避免在插管前或留置导管期间,常规使用全身抗菌药物,以预防导管内细菌定植或导管相关性血流感染。

第六节　皮肤软组织医院感染预防与控制

皮肤是人体最大、最重要的器官之一,是人体最重要的天然屏障。皮肤及软组织感染在临床上比较常见,感染的种类也很多。皮肤及软组织感染是指涉及皮肤和皮下软组织的感染。我国医院感染诊断标准中,皮肤软组织感染包括皮肤感染、软组织感染、褥疮感染、烧伤感染、乳腺脓肿、乳腺炎、脐炎、婴儿脓疱疮。本节主要介绍疖、痈、蜂窝组织炎、褥疮及烧伤感染。

一、皮肤软组织感染

(一)概述

皮肤软组织感染在医院感染中占重要地位,皮肤软组织感染虽为局部感染,但当患者有免疫缺陷、粒细胞减少、糖尿病、营养障碍等因素,一旦发生感染,即可扩散至其他部位,甚至发生败血症,也可成为感染源,传播给其他患者。

(二)流行病学

皮肤有病原菌携带及皮肤感染的患者和医务人员是医院感染的感染源。皮肤软组织感染发生于各年龄组,婴儿、老年人更易罹患。

(三)病原学

皮肤软组织感染病原菌种类很多,包括细菌、真菌、病毒及寄生虫,与医院感染有关的皮肤软组织感染病原菌较少,但其危害性很大。

(1)常见细菌,如金黄色葡萄球菌能引起脓疱疮、毛囊炎、疖、痈、汗腺炎;化脓性链球菌能引起脓疱疮、蜂窝组织炎、丹毒。

(2)其他病原体,如大肠埃希菌、变形杆菌、克雷伯菌属、假单胞菌属、不动杆菌属等需氧菌、厌氧菌及真菌,也可存于皮肤软组织感染病灶。

(四)发病机制

当皮肤不清洁、挠抓、多汗、浸渍或经常受到摩擦刺激及全身和局部抵抗力下降时，细菌(如金黄色葡萄球菌)和溶血性链球菌在皮肤表面达到一定数量，且浸入皮肤，导致感染。当外来压力较长时间作用于皮肤，若压力超过毛细血管填充压力导致局部血液循环障碍，则皮肤、皮下组织缺血、坏死；也可因皮肤被细菌穿透，巨噬细胞参与的正常炎症反应不足，细菌在缺血皮肤繁殖，细菌增强缺血组织坏死，导致褥疮。

(五)概念及临床特点

感染细菌不同、侵犯部位不同，呈现出的临床症状、体征也不同。临床常见的有疖、痈、蜂窝组织炎、褥疮感染。

1. 疖

疖是单个毛囊及其所属皮脂腺急性化脓性感染。发生于全身任何部位，以毛囊、皮脂腺丰富部位好发，如头、面、颈、腋下、腹股沟、会阴部等。初起表现为皮肤的局部红肿和疼痛小结，以后逐步增大，呈锥形隆起，疼痛加重。数日内结节的中心组织坏死、化脓，形成黄白色的脓栓，皮肤破溃，脓液流出。炎症逐渐消退，形成瘢痕而愈合。

常见局部感染可扩散，若患者有免疫缺陷、粒细胞减少、糖尿病等，可发生败血症等全身感染，如感染发生在血管丰富部位，全身抵抗力下降时，亦可引起畏寒、发热等全身症状。

2. 痈

痈与疖基本相似，痈是多个相邻毛囊及其所属皮脂腺的急性化脓性感染。初期皮肤呈现大片紫红色浸润水肿，坚硬稍隆起，边界不清，局部疼痛明显，以后病程中出现多个脓头、坏死组织、破溃，全身症状较疖严重，有不同程度畏寒、发热、头痛、乏力，严重时扩散至全身感染，如脓毒症。血常规检查白细胞计数升高，中性粒细胞增多。

3. 蜂窝组织炎

蜂窝组织炎是皮下、筋膜下或深部疏松结缔组织的急性化脓性感染。浅部蜂窝组织炎以局部红、肿、热、痛为主，深部蜂窝组织炎局部红肿不明显，但有局限性水肿和深压痛，常伴有全身症状，可出现寒战、高热、头昏、乏力等症状。

4. 褥疮

褥疮初期表现为红、肿、热、触痛，解除压迫后可阻止其发展；红肿部位如继续受压，受压表面呈紫红色，皮下形成硬结，皮肤水肿变薄产生水疱，如水疱溃破，则浅层组织感染，脓液流出，形成溃疡；严重者坏死组织发黑，脓性分泌物增多，感染向深部发展，引起脓毒症。

(六)诊断与鉴别诊断

1. 皮肤感染

(1)临床诊断，符合下述两条之一即可诊断：

①皮肤有脓性分泌物、脓疱、疖肿等；

②患者有局部疼痛或压痛，局部红肿或发热，无其他原因解释者。

(2)病原学诊断，临床诊断的基础上，符合下述两条之一即可诊断：

①从感染部位的引流物或抽吸物中培养出病原体；

②血液或感染组织特异性病原体抗原检测阳性。

2. 软组织感染

软组织感染包括坏死性筋膜炎、感染性坏疽、坏死性蜂窝组织炎、感染性肌炎、淋巴结炎和淋巴管炎。

(1)临床诊断，符合下述三条之一即可诊断：

①从感染部位引流出脓液；

②外科手术或组织病理检查证实有感染；

③患者有局部疼痛或压痛，局部红肿或发热，无其他原因解释。

(2)病原学诊断，临床诊断基础上，符合下述两条之一即可诊断：

①血液或感染组织特异性病原体抗原检测阳性，或血清 IgM 抗体效价达到诊断水平，或双份血清 IgG 呈 4 倍升高；

②从感染部位的引流物或组织中培养出病原体。

3. 褥疮感染

褥疮感染包括褥疮浅表部和深部组织的感染。

(1)临床诊断，褥疮局部红、压痛或褥疮边缘肿胀，并有脓性分泌物。

(2)病原学诊断，临床诊断的基础上，分泌物培养阳性。

4. 乳腺脓肿或乳腺炎

(1)临床诊断，符合下述三条之一即可诊断：

①红、肿、热、痛等炎症表现或伴有发热，排除授乳妇女的乳汁淤积；

②外科手术证实；

③临床医生诊断的乳腺脓肿。

(2)病原学诊断，临床诊断的基础上，引流物或针吸物培养阳性。

5. 脐炎

(1)临床诊断，新生儿脐部有红肿或脓性分泌物。

(2)病原学诊断，临床诊断的基础上，符合下述两条即可诊断：

①引流物或针吸液培养阳性；

②血液培养阳性，并排除其他部位感染。

说明：与插管有关的脐动静脉感染应归于心血管系统感染。

6. 婴儿脓疱疮

(1)临床诊断，符合下述两条之一即可诊断：

①皮肤出现脓疱；

②临床医生诊断为脓疱疮。

(2)病原学诊断，临床诊断的基础上，分泌物培养阳性。

(七)预防与控制

皮肤感染本身虽不是严重疾病，但它们是贮菌所，可将微生物传播至其他组织或其他患者，导致严重感染，因此必须严格预防控制，可采用下列措施：

(1)积极防治易引起皮肤改变或损伤的疾病，如糖尿病、肾病、血液系统疾病、皮肤病等，保持患者皮肤的清洁干燥，防治损伤。

(2)对昏迷、瘫痪、老年等患者定时更换体位，2~3h一次，因治疗需要不允许过多翻身的患者，应用特殊床垫、器具，可以有效地防止褥疮的发生。

(3)指导患者注意个人卫生，保持皮肤的清洁干燥。定期检查受压部位的皮肤，若有局部水肿、皮肤微红或发白，应立即采取措施。

(4)各类穿刺应严格执行无菌操作规程，认真进行皮肤消毒。

(5)执行手卫生规范，接触患者前后认真洗手或卫生手消毒；接触皮肤感染部位的分泌物、脓液、血液及其污染物品必须戴手套，脱手套后立即洗手。

(6)严格清洗、灭菌，被感染性分泌物、脓液、血液污染的诊疗器械，应彻底清洗干净，再进行消毒或灭菌。

(7)严格环境的消毒。若被感染者的分泌物、脓液、血液污染后的环境，可用纸巾或可吸收布擦拭干净，再用含有效氯500mg/L消毒剂擦拭消毒。

(8)接触皮肤、软组织感染创面的物品，如敷料、棉球等，应按照医疗废物管理要求进行分类包装及转运。

二、烧伤感染

(一)概述

烧伤感染是导致烧伤患者病死率高的主要原因。烧伤创面感染通常在烧伤48h后发生。烧伤感染的发病率随烧伤面积的大小不同而不同。

(二)流行病学

烧伤感染的流行病学特点包括以下两方面：

1. 外源性医院感染病原体来源

(1)其他烧伤感染患者及其他有明显感染症状患者。

(2)烧伤隔离病区、手术室带菌的工作人员、陪护人员。

(3)污染病原体的环境，如隔离病区、手术室均存在大量的病原微生物；一些生活、治疗设施，如水龙头、床单等也是烧伤感染细菌的来源。

2. 内源性感染病原体的来源

来自患者本身的皮肤、呼吸道、消化道、泌尿生殖系统的正常菌群及烧伤创面的致病菌，这些细菌在机体抵抗力下降时能造成烧伤患者感染。其一，烧伤创面以接触感染为多，是残留毛囊和周围正常皮肤皱褶中的细菌引起的感染。其二，烧伤面积越大、深度越深，烧伤后感染发病率越高，患者烧伤前患有糖尿病及免疫缺陷患者、长期使用激素及放化疗患者、营养不良患者、老年人及婴幼儿等更易发生医院感染。

(三)病原学

烧伤创面感染可来源于环境中外源性细菌污染,亦可来源于定植在人体内的致病菌,除细菌外,还有真菌和病毒。多数引起烧伤感染的常见菌处于一个动态的变迁过程中,这与烧伤局部、全身抗菌药物的使用密切相关。烧伤感染常见的病原菌主要有以下几种。

(1)细菌常见的致病菌,有金黄色葡萄球菌、表皮葡萄球菌、链球菌属、粪球菌属、铜绿假单胞菌、产气肠杆菌、阴沟杆菌、大肠埃希菌等。

(2)真菌,常见有白假丝酵母菌、曲霉菌、毛霉菌等。

(3)病毒,常见有单纯疱疹病毒、巨细胞病毒、水痘、带状疱疹病毒。病毒感染多见于儿童,表现为创面感染。

(四)发病机制

烧伤创面由于血管坏死组织构成了大的开放性伤口,烧伤产生的坏死组织是细菌的良好培养基,细菌在创面渗出液中生长速度与在肉汤培养基中相似,微生物很容易繁殖,并侵入邻近正常组织,导致感染。

(五)临床特点

烧伤感染按病原体定植部位分为创面感染和全身感染,全身感染包括呼吸道感染、泌尿道感染、脓毒症等。

1. 创面感染的局部症状

(1)创面分泌物增多、异味,痂下出现脓液或脓肿。

(2)焦痂迅速分离,创面溃烂加深、出血或创面延迟愈合,出现灰色或黑色坏死斑,创面下陷。真菌感染时,痂皮或焦痂创面上可出现灰白色斑点,进而融合成片状的绒毛状物。

(3)肉芽组织水肿、红肿或坏死,色泽暗而干枯。

(4)创面局部出现红肿、出血点或坏死斑。

2. 脓毒症临床表现

(1)嗜睡,甚至昏迷。

(2)体温:高热或低体温,体温波动幅度大,一般为39.5~40℃,或低于36℃以下。

(3)脉搏:可高达140次/分以上,病危期常变得缓慢。

(4)呼吸:表现为呼吸急促、浅快、鼻翼扇动等呼吸困难。

(5)胃肠功能:食欲不振、恶心、呕吐、腹泻,出现肠麻痹时表现为腹胀。

(6)实验室检查:白细胞上升到20×10^9/L以上,血小板降至低水平。

(六)诊断与鉴别诊断

1. 临床诊断

烧伤表面的形态或特点发生变化,如焦痂迅速分离,焦痂变成棕黑、黑或紫罗兰色,烧伤边缘水肿，同时具有下述两条之一即可诊断：

(1)创面有脓性分泌物。

(2)患者出现发热>38℃或低体温<36℃，合并低血压。

2. 病原学诊断

临床诊断基础上，符合下述两条之一即可诊断：

(1)血培养阳性，并排除其他部位的感染。

(2)烧伤组织活检显示微生物向临近组织浸润。

(七)预防与控制

烧伤感染的预防与控制是一个多学科任务。应当实施标准预防及接触传播预防措施，防止外源性感染。

(1)烧伤患者应收治在有消毒隔离条件的病房。对 MRSA、ESBLs 感染患者，需单独房间隔离(也可同种病原体同住一室)，对病情重的患者，可实施保护性隔离。

(2)应保持烧伤隔离病房空气流通，定期使用空气消毒机进行消毒；加强环境物体表面的清洁和消毒，保持房间一定的温度、湿度。

(3)进入烧伤隔离病房时，医务人员应注意手卫生(洗手或手消毒)，接触患者时穿隔离衣、戴口罩、手套，接触不同部位及时更换手套，脱手套后洗手。

(4)严格执行无菌操作，静脉穿刺或静脉切开时应远离烧伤创面，避免发生再次感染。

(5)严格探视制度，控制探视人员，加强宣教，避免交叉感染。

(6)进入烧伤隔离病房，接触患者、环境表面等，视情况穿隔离衣，隔离衣污染应及时更换。

(7)隔离病区的血压计、体温计、听诊器等专人专用，使用后严格进行清洁消毒处理。

(8)烧伤病房内产生的医疗废物按照要求严格分类，包装和进行处置、转运。

(9)患者出院、转院、死亡，应对病区做好终末消毒，建议使用床单位消毒机。

(左伯军　张月鳐　顾翠虹　宋丽秀　孙　洁　朱　霞　员红艳　兰　华　郭天美)

第六章　抗菌药物合理应用与管理

第一节　概　　述

抗菌药物的应用涉及临床各科室，合理应用抗菌药物是提高疗效、降低不良反应发生率以及减少或延缓细菌耐药发生的关键。抗菌药物临床应用是否合理，基于两方面：有无抗菌药物应用指征；选用的品种及给药方案是否适宜。

下面介绍一些基本概念。

（1）抗微生物药物：抗微生物药物是指治疗病原微生物所致感染性疾病的药物，此类药物选择性作用于病原微生物，抑制或杀灭病原体而对人体细胞几乎没有损害。抗微生物药物包括抗菌药物、抗真菌药物和抗病毒药物。

理想的抗菌药物应对细菌具有高度选择性，对人体无毒或毒性很低，细菌不易对其产生耐药性，具有很好的药代动力学特点，疗效明确，使用方便且价格低廉。

（2）抗生素：是由各种微生物（包括细菌、真菌、放线菌属）产生的、能杀灭或抑制其他微生物的物质。抗生素分为天然抗生素和人工半合成抗生素。

（3）抗菌药物：是指治疗细菌、支原体、衣原体、立克次体、螺旋体、真菌等病原微生物所致感染性疾病病原的药物，不包括治疗结核病、寄生虫病和各种病毒所致感染性疾病的药物以及具有抗菌作用的中药制剂。

（4）抗菌谱：一种（类）抗菌药物可抑制或杀灭的微生物类、科、种，称为该种（类）抗菌药物的抗菌谱。

（5）感染：是病原体对人体的一种寄生过程，并非对人体都有害。

（6）感染性疾病：是病原微生物或条件致病性微生物侵入宿主体后，进行生长繁殖并释放毒素，破坏组织细胞或导致机体内微生态平衡失调，致机体损伤和病理改变，引发相应临床表现的一类疾病。

第二节　临床常用的抗菌药物及其特点

目前我国临床常用的抗菌药物有 β-内酰胺类（青霉素类、头孢菌素类、头孢霉素类、碳青霉烯类、单环 β-内酰胺类、β-内酰胺酶抑制剂复合制剂）、大环内酯类、氨基糖苷类、四环素类、糖肽类、林可霉素类、喹诺酮类、硝咪唑类及抗真菌药。

一、β-内酰胺类药物

β-内酰胺类抗菌药物是指其化学结构中具有 β 内酰胺环的一大类药物。该类药物为杀菌剂，为时间依赖性药物，需一日多次给药。

(一)青霉素类

(1)对革兰氏阳性球菌有效的药物：青霉素 G。

(2)耐青霉素酶青霉素：氯唑西林。

(3)氨基青霉素：氨苄西林和阿莫西林。

(4)抗铜绿假单胞菌青霉素类：哌拉西林、阿洛西林、美洛西林、羧苄西林。

所有青霉素类抗菌药物用药前均需询问有无过敏史，并按规定做皮肤试验。

(二)头孢菌素类

头孢菌素类药物根据药物研发时间、抗菌谱、抗菌作用、对 β-内酰胺酶的稳定性及药理作用特点，分为一、二、三、四代。

第一代头孢菌素类对青霉素酶稳定，但可为多数革兰氏阴性杆菌产生的 β-内酰胺酶所水解失活。对葡萄球菌、溶血性链球菌、肺炎链球菌等革兰氏阳性菌均有良好抗菌活性。常见品种有头孢唑啉、头孢拉定、头孢氨苄、头孢羟氨苄等。

第二代头孢菌素类的抗菌谱较第一代广，对革兰氏阳性菌的活性与第一代相仿或略低，对部分肠杆菌科细菌作用较第一代增强。但肠杆菌属、沙雷菌属和非发酵革兰氏阴性杆菌多数耐药。常见药物有头孢呋辛、头孢替安、头孢克洛、头孢丙烯等。

第三代头孢菌素类对革兰氏阴性杆菌作用强，如头孢他啶、头孢哌酮对铜绿假单胞菌具有抗菌活性。本类药物易被产超广谱 β-内酰胺酶(ESBLs)AmpC 酶水解而致细菌产生耐药性，尤其是大肠埃希菌、克雷伯菌属、肠杆菌属等革兰氏阴性杆菌中耐药菌株增多。第三代头孢菌素对革兰氏阳性菌作用不如第一代头孢菌素。常用品种有头孢噻肟、头孢曲松、头孢他啶、头孢哌酮、头孢地尼、头孢克肟、头孢泊肟酯等。

第四代头孢菌素抗菌谱与第三代相仿，但对染色体介导的 AmpC 酶稳定；对葡萄球菌、肺炎链球菌等革兰氏阳性球菌作用略强；对铜绿假单胞菌亦有抗菌活性，其作用与头孢他啶相仿。主要品种有头孢吡肟和头孢匹罗，主要用于多重耐药革兰氏阴性杆菌所致的医院感染和免疫缺陷者感染，但不宜用于上述细菌产 ESBLs 株所致感染。

(三)碳青霉烯类

目前临床应用的品种有亚胺培南-西司他丁、美罗培南、帕尼培南-倍他米隆和厄他培南。前三者对肠杆菌科细菌具有强大的抗菌作用，包括产 ESBLs 和 AmpC 酶的菌株，对铜绿假单胞菌、不动杆菌属等非发酵革兰氏阴性杆菌亦具有良好作用，对甲氧西林敏感金黄色葡萄球菌和凝固酶阴性葡萄球菌、溶血性链球菌、肺炎链球菌、李斯特菌等革兰氏阳性菌亦有良好抗菌活性，但对肠球菌仅具有轻度抑制作用；对多数厌氧菌包括脆弱拟杆菌具有强大抗菌作用；耐甲氧西林金葡球、嗜麦芽窄食单胞菌、多数黄杆菌属对其耐药。厄他培南抗菌活性与亚胺培南作用相仿，但对铜绿假单胞菌等非发酵革兰氏阴性杆菌作用差。本类药品主要用于对其敏感的多重耐药需氧革兰氏阴性杆菌重度感染、医院感染及免疫缺陷患者的感染，也用于需氧菌与厌氧菌混合感染的重症患者。

(四) 其他 β-内酰胺类

(1) 头霉素类：头孢美唑、头孢西丁属此类。其抗菌谱和抗菌活性与第二代头孢菌素相仿，并对脆弱拟杆菌等厌氧菌亦有良好抗菌作用，对多数 β-内酰胺酶 (包括 ESBLs) 稳定。

(2) 氧头孢烯类：代表药物拉氧头孢，其抗菌谱和抗菌作用与第三代头孢菌素相仿，对多数肠杆菌科细菌和脆弱拟杆菌产生的 β-内酰胺酶稳定，对铜绿假单胞菌的作用较弱。

(3) β-内酰胺类与 β-内酰胺酶抑制剂复合制剂：常见的药物有阿莫西林克拉维酸、头孢哌酮舒巴坦、哌拉西林他唑巴坦等。对产酶菌有抗菌活性，并扩大了抗菌谱，使之对脆弱拟杆菌和产青霉素酶金葡菌等抗菌活性增强。

(4) 单环 β-内酰胺类：本类药物只对需氧革兰氏阴性菌有较强的抗菌作用，革兰氏阳性细菌和厌氧菌作用差。对多种质粒和染色体介导的 β-内酰胺酶稳定，与青霉素和头孢菌素无交叉过敏等特点。代表药物有氨曲南。

二、氨基糖苷类药物

该类药物对肠杆菌科细菌具有强大杀菌作用，部分品种对铜绿假单胞菌亦有良好作用，对葡萄球菌属也有一定抗菌活性，但对肺炎链球菌、溶血性链球菌作用差。本类药物均有不同程度的耳、肾毒性，不宜作为一线药物应用。临床所用品种有阿米卡星、奈替米星、妥布霉素。

氨基糖苷类系浓度依赖性药物，因此可一日给药一次，但在一些重症感染中仍需多次给药。有条件者应进行血药浓度监测，根据结果调整剂量和给药间隔。

三、四环素类药物

目前细菌对本类药物耐药率高，且本类药物对骨骼、牙齿、肝、肾等脏器可引起较多不良反应，因此临床应用范围仅限于立克次体，布氏杆菌病、支原体、衣原体、霍乱等感染。孕妇和 8 岁以下儿童不推荐使用。半合成四环素类有多西环素、米诺环素口服吸收完全，对肾功能影响小，可用于敏感病原微生物所致的轻度感染。

四、大环内酯类

本类药物对溶血性链球菌、肺炎链球菌、甲氧西林敏感金葡菌、百日咳杆菌、产气荚膜杆菌等具有良好抗菌作用。虽然细菌对红霉素耐药率增高，但其仍是军团菌、肺炎支原体、肺炎衣原体所致下呼吸道感染的宜选药物。新型的大环内酯类药物罗红霉素、阿奇霉素、克拉霉素等扩大抗菌谱，对军团菌、支原体属、衣原体属及非典型分枝杆菌的作用加强，消化道反应明显减少。

五、林可霉素类药物

克林霉素和林可霉素对金葡菌、肺炎链球菌、溶血性链球菌等革兰氏阳性球菌有良好抗菌活性，对脆弱拟杆菌也有抗菌作用。但近年来国内肺炎链球菌、金葡菌对该类药物耐药率较高，使用时应及时行病原学检查，根据药敏试验结果调整方案。

六、糖肽类药物

万古霉素和去甲万古霉素对甲氧西林耐药金葡菌（MRSA）、肠球菌属、草绿色链球菌等具有强大抗菌作用。上述药物具有一定肾、耳毒性，用药时应密切观察，如有条件，可行血药浓度监测。

替考拉宁与万古霉素作用相仿，但对溶血性链球菌和部分表皮葡萄球菌的作用较差，本品肾、耳毒性较万古霉素小。

七、喹诺酮类药物

常用的品种有诺氟沙星（氟哌酸）、环丙沙星、左氧氟沙星、加替沙星、莫西沙星等，对肠杆菌科细菌、铜绿假单胞菌、不动杆菌属、甲氧西林敏感葡萄球菌具有抗菌作用，对支原体、衣原体、军团菌亦有作用。

八、硝基咪唑类药物

甲硝唑、替硝唑、奥硝唑为本类代表药物，其对脆弱拟杆菌等厌氧菌有强大抗菌作用，临床上用于需氧菌与厌氧菌的混合感染，如腹腔感染、盆腔感染、皮肤软组织感染、脓肿等治疗。

九、抗真菌药物

治疗深部真菌感染的药物，主要有多烯类、氟胞嘧啶、吡咯类（咪唑类和三唑类）和棘白霉素类。常用两性霉素 B、氟康唑、伊曲康唑、伏立康唑、卡泊芬净和米卡芬净。

两性霉素 B 具有广谱抗真菌作用，对大多数深部真菌病的病原菌有高度抗菌活性，耐药菌株少。但该药毒性大，尤其是肾毒性大。

氟康唑对多数新型隐球菌、念珠菌属中的白色念珠菌、热带念珠菌、近平滑念珠菌等有良好抗菌作用，但对部分非白念珠菌，如克柔念珠菌、光滑念珠菌作用较差，曲霉菌对之多耐药。

伏立康唑具有广谱抗真菌作用，对曲霉菌具杀菌作用。

卡泊芬净和米卡芬净具有广谱抗真菌作用，对曲霉菌、念珠菌属和肺孢子菌有良好作用，但对隐球菌作用差。

第三节　抗菌药物的临床应用

明确感染诊断对治疗非常关键。由于微生物的多样性及耐药性的不断出现，导致感染性疾病种类繁多，诊断复杂，加之医疗机构微生物检验工作开展程度与水平受限，导致对感染的诊断面临严重的挑战。

目前感染性疾病的诊断主要依靠询问患者病史、观察患者有无感染的临床症状、查体及参考感染相关的实验室及其他检查来确定。

与感染相关的临床症状主要有发热、咳嗽、咳痰、咯血、呼吸困难、疼痛等；感染性疾病的阳性体征主要表现为体温升高，心率、脉搏加快等。

实验室及其他辅助检查可帮助临床及早建立诊断，在这些检查中，血常规检查可初步区分感染性疾病与非感染性疾病、细菌感染与病毒感染；尿常规检查对诊断泌尿系感染不可缺少；大便常规检查是消化道感染诊断的基础；脑脊液检查对中枢神经系统感染诊断不可缺少；胸部X线检查对呼吸道感染定位、定性诊断简便而重要；超声检查对胆道感染、深部脓肿、心内膜炎具有决定性意义；CT和MRI检查可为一些特殊部位、病变较小的感染检出及鉴别提供较为可靠的证据。

标本规范采集、送检是关键的第一步，否则样本鉴定结果对临床毫无意义，甚至会误导临床，带来不良后果。

一、抗菌药物治疗应用的原则

(一) 基本原则

在临床实际工作中，在明确病原菌之前，医生根据患者感染部位常见的致病菌、严重程度以及是否存在耐药细菌感染可能性开展经验抗感染治疗，始终是救治患者的关键。虽然药物治疗是抗感染的主要手段，但不合理应用会导致诸多不良后果，如不良反应的增多、细菌耐药的增长，治疗成本的增加，以及治疗的失败，甚至影响了患者的健康。国家卫健委于2015年出台了《抗菌药物临床应用指导原则》。其中对感染性疾病的抗菌药物治疗原则进行了阐述，主要内容如下：

(1)诊断为细菌性感染者方有指征应用抗菌药物。

根据患者的症状、体征、实验室检查或放射、超声等影像学结果，诊断为细菌、真菌感染者方可应抗菌药物；由结核分枝杆菌、非结核分枝杆菌、支原体、衣原体、螺旋体、立克次体及部分原虫等病原微生物所致的感染亦有指征应用抗菌药物。缺乏细菌及上述病原微生物感染的临床或实验室证据，诊断不能成立者，以及病毒性感染者，均无应用抗菌药物指征。

(2)尽早查明感染病原，根据病原种类及药物敏感试验结果选用抗菌药物。

抗菌药物品种的选用，原则上应根据病原菌种类及病原菌对抗菌药物敏感性，即细菌药物敏感试验(以下简称药敏试验)的结果而定。因此，有条件的医疗机构，对临床诊断为细菌性感染的患者，应在开始抗菌治疗前，及时留取相应合格标本(尤其血液等无菌部位标本)送病原学检测，以尽早明确病原菌和药敏结果，并据此调整抗菌药物治疗方案。

(3)抗菌药物的经验治疗。

对于临床诊断为细菌性感染的患者，在未获知细菌培养及药敏结果前，或无法获取培养标本时，可根据患者的感染部位、基础疾病、发病情况、发病场所、既往抗菌药物用药史及其治疗反应等推测可能的病原体，并结合当地细菌耐药性监测数据，先给予抗菌药物经验治疗。待获知病原学检测及药敏结果后，结合前期的治疗反应，调整用药方案；对培养结果阴性的患者，应根据经验治疗的效果和患者情况采取进一步诊疗措施。

（4）按照药物的抗菌作用及其体内过程特点选择用药。

各种抗菌药物的药效学和人体药动学特点不同，因此各有不同的临床适应证。临床医师应根据各种抗菌药物的药学特点，按临床适应证正确选用抗菌药物。

（5）综合患者病情、病原菌种类及抗菌药物特点制定抗菌治疗方案。

根据病原菌、感染部位、感染严重程度和患者的生理、病理情况及抗菌药物药效学和药动学证据制定抗菌治疗方案，包括抗菌药物的选用品种、剂量、给药次数、给药途径、疗程及联合用药等。在制定治疗方案时，应遵循下列原则：

①品种选择：根据病原菌种类及药敏试验结果尽可能选择针对性强、窄谱、安全、价格适当的抗菌药物。进行经验治疗者宜根据可能的病原菌及当地耐药状况选用抗菌药物。

②给药剂量：一般按各种抗菌药物的治疗剂量范围给药。治疗重症感染（如血流感染、感染性心内膜炎等）和抗菌药物不易达到的部位的感染（如中枢神经系统感染等），抗菌药物剂量宜较大（治疗剂量范围高限）；而治疗单纯性下尿路感染时，由于多数药物尿药浓度远高于血药浓度，则可应用较小剂量（治疗剂量范围低限）。

③给药途径：对于轻、中度感染的大多数患者，应予口服治疗，选取口服吸收良好的抗菌药物品种，不必采用静脉或肌内注射给药。仅在下列情况下可先予以注射给药：不能口服或不能耐受口服给药的患者，如吞咽困难者；患者存在明显可能影响口服药物吸收的情况，如呕吐、严重腹泻、胃肠道病变或肠道吸收功能障碍等；所选药物有合适抗菌谱，但无口服剂型；需在感染组织或体液中迅速达到高药物浓度以达杀菌作用者，如感染性心内膜炎、化脓性脑膜炎等；感染严重、病情进展迅速，需给予紧急治疗的情况，如血流感染、重症肺炎患者等；患者对口服治疗的依从性差。肌内注射给药时难以使用较大剂量，其吸收也受药动学等众多因素影响，因此只适用于不能口服给药的轻、中度感染者，不宜用于重症感染者。

接受注射用药的感染患者经初始注射治疗病情好转并能口服时，应及早转为口服给药。

抗菌药物的局部应用宜尽量避免，皮肤黏膜局部应用抗菌药物后，很少被吸收，在感染部位不能达到有效浓度，反而易导致耐药菌产生，因此治疗全身性感染或脏器感染时，应避免局部应用抗菌药物。

抗菌药物的局部应用只限于以下少数情况：全身给药后在感染部位难以达到有效治疗浓度时加用局部给药作为辅助治疗，如治疗中枢神经系统感染时某些药物可同时鞘内给药，包裹性厚壁脓肿脓腔内注入抗菌药物等；眼部及耳部感染的局部用药等；某些皮肤表层及口腔、阴道等黏膜表面的感染，可采用抗菌药物局部应用或外用，但应避免将主要供全身应用的品种作局部用药。局部用药宜采用刺激性小、不易吸收、不易导致耐药性和过敏反应的抗菌药物。青霉素类、头孢菌素类等较易产生过敏反应的药物不可局部应用。氨基糖苷类等耳毒性药不可局部滴耳。

④给药次数：为保证药物在体内能发挥最大药效，杀灭感染灶病原菌，应根据药动学

和药效学相结合的原则给药。青霉素类、头孢菌素类和其他 β-内酰胺类、红霉素、克林霉素等时间依赖性抗菌药，应一日多次给药。氟喹诺酮类和氨基糖苷类等浓度依赖性抗菌药可一日给药一次。

⑤疗程：抗菌药物疗程因感染不同而异，一般宜用至体温正常、症状消退后 72~96 小时，有局部病灶者需用药至感染灶控制或完全消散。但血流感染、感染性心内膜炎、化脓性脑膜炎、伤寒、布鲁菌病、骨髓炎、B 组链球菌咽炎和扁桃体炎、侵袭性真菌病、结核病等则需较长的疗程方能彻底治愈，并减少或防止复发。

⑥抗菌药物的联合应用：单一药物可有效治疗的感染不需联合用药，仅在下列情况时有指征联合用药：

a. 病原菌尚未查明的严重感染，包括免疫缺陷者的严重感染。

b. 单一抗菌药物不能控制的严重感染，需氧菌及厌氧菌混合感染，2 种及 2 种以上复数菌感染，以及多重耐药菌或泛耐药菌感染。

c. 需长疗程治疗，但病原菌易对某些抗菌药物产生耐药性的感染，如某些侵袭性真菌病；或病原菌含有不同生长特点的菌群，需要应用不同抗菌机制的药物联合使用，如结核和非结核分枝杆菌。

d. 毒性较大的抗菌药物，联合用药时剂量可适当减少，但需有临床资料证明其同样有效。如两性霉素 B 与氟胞嘧啶联合治疗隐球菌脑膜炎时，前者的剂量可适当减少，以减少其毒性反应。

联合用药时，宜选用具有协同或相加作用的药物联合，如青霉素类、头孢菌素类或其他 β-内酰胺类与氨基糖苷类联合。联合用药通常采用 2 种药物联合，3 种及 3 种以上药物联合仅适用于个别情况，如结核病的治疗。此外，必须注意联合用药后药物不良反应亦可能增多。

总之，临床应用抗菌药物治疗应重视病原菌检查，应尽早开始经验治疗，选择能覆盖常见病原菌的抗菌药物，根据药物的特点制定适宜的单次剂量、每日用药次数。在明确病原后，根据药敏试验结果调整用药。疗程根据不同病原菌、疾病严重程度、患者基础情况等因素确定，病情控制后可采取降阶梯、序贯治疗等方法，以减少可能的细菌耐药性和治疗成本。

(二)治疗性抗菌药物选择的适宜性

抗菌药物治疗方案制定的适宜性，应综合考虑包括患者、可能的病原菌、药物及是否联合用药等方面。

1. 患者

治疗前，应充分考虑患者自身方面对治疗的影响，如药物过敏史、年龄、特殊生理(妊娠、哺乳)和病理(肝功能障碍、肾功能障碍)状态、感染部位、疾病严重程度及目前正在使用的药物等。

在妊娠时期，一些药物对胎儿有致畸的危险，而且药物在体内代谢也会发生变化。原因可能是妊娠期间其血流量、肾小球滤过率及肝脏代谢活性的显著增长，使一些药物如青霉素在外周循环代谢明显加快。在妊娠晚期适当增加药物剂量可达到治疗效果。

2. 病原菌

对感染部位或细菌来源的鉴定有利于判断可能的病原微生物，如社区泌尿系感染的主要致病为大肠埃希菌、肺炎克雷伯菌等革兰氏阴性菌；成人社区获得性肺炎，由链球菌引起的感染可能大。

3. 药物

选择抗菌药物抗感染治疗时，要考虑药物自身特点，如药物的药代动力学和药效学特点、抗菌活性、抗菌谱、作用特点、不良反应及价格等。

决定抗菌药物疗效主要因素是抗菌药物的血药浓度超过最小浓度（MIC）（时间依赖）的持续时间，或者是与 MIC 相关的最高血液浓度（浓度依赖）。β 内酰胺类药物和万古霉素表现出时间依赖的杀菌活性，增加剂量提高其血液浓度并不能相应提高其杀菌活性，有可能会增加其不良反应。头孢曲松的半衰期长，对其敏感的病原体允许间隔 24 小时给药 1 次。

氨基糖苷类和喹诺酮类表现出浓度依赖性抗菌活性。将其浓度从刚刚超过 MIC 水平增加至远超过 MIC 水平，可使其抗菌活性增加。

在严重感染时，常需要联合应用抗菌药物，对可能感染的多种细菌发挥作用，也可针对某一细菌进行协同作用。

许多抗菌药物通过口服给药可以达到非常理想的血液浓度，并且给药剂量与静脉给药的剂量比较接近。当口服药物不能耐受或者不能吸收、肠道动力受损、没有口服剂型可选或者通过胃肠道灌注药物可能造成损伤时，或者对口服给药带来的短暂延迟会贻误治疗的病危患者，静脉给药是首选方式。

二、抗菌药物预防应用的原则

抗菌药物的预防用药只限于已知有效或一旦感染后果不堪设想的情况。多数外科手术预防用药应在手术开始前肠道外给药。对手术时间不超过 2 小时者给予单剂药物即可。抗菌药物的预防用药目的旨在手术期间即最可能发生感染的时间，使血药浓度和组织药物浓度达较高水平。《抗菌药物临床应用指导原则》（2015 版）中，抗菌药物的预防应用的基本原则如下：

（一）非手术患者抗菌药物的预防性应用

1. 预防用药目的

预防特定病原菌所致的或特定人群可能发生的感染。

2. 预防用药基本原则

（1）用于尚无细菌感染征象但暴露于致病菌感染的高危人群。

（2）预防用药适应证和抗菌药物选择应基于循证医学证据。

（3）应针对一种或两种最可能细菌的感染进行预防用药，不宜盲目地选用广谱抗菌药或多药联合预防多种细菌多部位感染。

（4）应限于针对某一段特定时间内可能发生的感染，而非任何时间可能发生的感染。

（5）应积极纠正导致感染风险增加的原发疾病或基础状况。可以治愈或纠正者，预防用药价值较大；原发疾病不能治愈或纠正者，药物预防效果有限，应权衡利弊决定是否给予预防用药。

(6)原则上不应预防使用抗菌药物的情况：普通感冒、麻疹、水痘等病毒性疾病患者；昏迷、休克、中毒、心力衰竭、肿瘤、应用肾上腺皮质激素等患者；留置导尿管、留置深静脉导管以及建立人工气道(包括气管插管或气管切口)患者。

3. 对某些细菌性感染的预防用药指征与方案

在某些细菌性感染的高危人群中，有指征的预防性使用抗菌药物。此外，严重中性粒细胞缺乏(ANC≤0.1×10/L)持续时间超过 7 天的高危患者和实体器官移植及造血干细胞移植的患者，在某些情况下也有预防用抗菌药物的指征，但由于涉及患者基础疾病、免疫功能状态、免疫抑制剂等药物治疗史等诸多复杂因素，其预防用药指征及方案需参阅相关专题文献。

(二)围手术期抗菌药物的预防性应用

1. 预防用药目的

主要是预防手术部位感染，包括浅表切口感染、深部切口感染和手术所涉及的器官/腔隙感染，但不包括与手术无直接关系的、术后可能发生的其他部位感染。

2. 预防用药原则

围手术期抗菌药物预防用药，应根据手术切口类别、手术创伤程度、可能的污染细菌种类、手术持续时间、感染发生机会和后果严重程度、抗菌药物预防效果的循证医学证据、对细菌耐药性的影响和经济学评估等因素，综合考虑决定是否预防用抗菌药物。但抗菌药物的预防性应用并不能代替严格的消毒、灭菌技术和精细的无菌操作，也不能代替术中保温和血糖控制等其他预防措施。

(1)清洁手术(Ⅰ类切口)：手术脏器为人体无菌部位，局部无炎症、无损伤，也不涉及呼吸道、消化道、泌尿生殖道等人体与外界相通的器官。手术部位无污染，通常不需预防用抗菌药物。但在下列情况时可考虑预防用药：①手术范围大、手术时间长、污染机会增加；②手术涉及重要脏器，一旦发生感染将造成严重后果者，如头颅手术、心脏手术等；③异物植入手术，如人工心瓣膜植入、永久性心脏起搏器放置、人工关节置换等；④有感染高危因素，如高龄、糖尿病、免疫功能低下(尤其是接受器官移植者)、营养不良等患者。

(2)清洁-污染手术(Ⅱ类切口)：手术部位存在大量人体寄殖菌群，手术时可能污染手术部位引致感染，故此类手术通常需预防用抗菌药物。

(3)污染手术(Ⅲ类切口)：已造成手术部位严重污染的手术。此类手术需预防用抗菌药物。

(4)污秽-感染手术(Ⅳ类切口)：在手术前即已开始治疗性应用抗菌药物，术中、术后继续，此不属预防应用范畴。

3. 抗菌药物品种选择

(1)根据手术切口类别、可能的污染菌种类及其对抗菌药物敏感性、药物能否在手术部位达到有效浓度等综合考虑。

（2）选用对可能的污染菌针对性强，有充分预防有效的循证医学证据，安全、使用方便，价格适当的品种。

（3）应尽量选择单一抗菌药物预防用药，避免不必要的联合使用。预防用药应针对手术路径中可能存在的污染菌。如心血管、头颈、胸腹壁、四肢软组织手术和骨科手术等经皮肤的手术，通常选择针对金黄色葡萄球菌的抗菌药物。结肠、直肠和盆腔手术，应选用针对肠道革兰氏阴性菌和脆弱拟杆菌等厌氧菌的抗菌药物。

（4）头孢菌素过敏者，针对革兰氏阳性菌，可用万古霉素、去甲万古霉素、克林霉素；针对革兰氏阴性杆菌，可用氨曲南、磷霉素或氨基糖苷类。

（5）对某些手术部位感染会引起严重后果者，如心脏人工瓣膜置换术、人工关节置换术等，若术前发现有耐甲氧西林金黄色葡萄球菌（MRSA）定植的可能或者该机构 MRSA 发生率高，可选用万古霉素、去甲万古霉素预防感染，但应严格控制用药持续时间。

（6）不应随意选用广谱抗菌药物作为围手术期预防用药。鉴于国内大肠埃希菌对氟喹诺酮类药物耐药率高，应严格控制氟喹诺酮类药物作为外科围手术期预防用药。

（7）常见围手术期预防用抗菌药物的品种选择，应遵循国家相关规定。

4. 给药方案

（1）给药方法：给药途径大部分为静脉输注，仅有少数为口服给药。

静脉输注应在皮肤、黏膜切开前 0.5～1 小时内或麻醉开始时给药，在输注完毕后开始手术，保证手术部位暴露时局部组织中抗菌药物已达到足以杀灭手术过程中沾染细菌的药物浓度。万古霉素或氟喹诺酮类等由于需输注较长时间，应在手术前 1～2 小时开始给药。

（2）预防用药维持时间：抗菌药物的有效覆盖时间应包括整个手术过程。手术时间较短（<2 小时）的清洁手术术前给药一次即可。如手术时间超过 3 小时或超过所用药物半衰期的 2 倍以上，或成人出血量超过 1500mL，术中应追加一次。清洁手术的预防用药时间不超过 24 小时，心脏手术可视情况延长至 48 小时。清洁-污染手术和污染手术的预防用药时间亦为 24 小时，污染手术必要时延长至 48 小时。过度延长用药时间并不能进一步提高预防效果，且预防用药时间超过 48 小时，耐药菌感染机会增加。

（三）侵入性诊疗操作患者的抗菌药物的预防应用

随着放射介入和内镜诊疗等微创技术的快速发展和普及，我国亟待规范诊疗操作患者的抗菌药物预防应用。

世界卫生组织于 2016 年 11 月发布了《全球预防手术部位感染指南》，包含 29 项具体建议清单，其目的是解决医疗保健相关感染对全世界病人和卫生保健系统带来的日益沉重负担。该指南所提建议包括术前阶段的 13 项和手术期间及术后预防感染的 16 项建议。在术前阶段停用免疫抑制剂，但对正在接受免疫抑制剂治疗的患者，围手术期不需要停用；对于准备接受大型外科手术的低体重患者，考虑经口服或肠内多种营养配方补充营养；患者应该在术前洗澡或淋浴，使用普通肥皂或抗菌肥皂均可；需要接受心胸外科或整形外科手术的患者，如果鼻腔内携带金黄色葡萄球菌的患者，在接受心胸外科或整形外科手术前，应使用 2% 莫匹罗星膏，联用或不联用氯己定沐浴露，以去除鼻内金葡菌定植；机械性肠道准备与口服抗生素；去除毛发；外科抗生素预防最佳时机是手术前；术者手部准备，建议在戴无菌手套前，使用合适的抗微生物洗手液或含酒精的手消毒液行手部消毒；手术部位皮肤准备，建议使用含酒精和氯己定的抗菌溶液进行术前皮肤消毒准备。在术中及术后要采取围手术期吸氧、保持正常体温、加强围手术期血糖控制、保持充足循环容量、一次性无纺布的使用与重复使用的铺巾和手术衣处置、黏性切割洞巾/手术薄膜、切口保护器材、聚维酮碘溶液冲洗切口、抗生素溶液冲洗、预防性应用负压伤口疗法、抗菌包被缝线、手术室层流通风系统、切口引流与抗生素预防应用、引流拔除时机、切口敷料、外科抗生素预防（SAP）时间延长等。

在外科领域，合理应用抗菌药物预计手术部位感染占有重要地位。要掌握好适应证（Ⅰ类切口的中、小手术大多无需用药），选择合适药物（一般首选头孢菌素类药物，如头孢唑啉、头孢呋辛或头霉素类）和用药时机（手术开始前 0.5~1 小时给药），并坚持短程用药（一般择期手术结束后 24 小时无需继续给药）的原则，避免滥用。

第四节　抗菌药物的应用管理

当今导致抗菌药物耐药的原因复杂。其中，抗菌药物的不合理使用，给耐药微生物的产生和传播创造了有利条件，患者未足疗程使用抗菌药物或使用质量低劣的抗菌药物，也加重了耐药微生物的产生和传播。感染预防和控制力度不足、抗菌药物质量保障体系不完善、新药研发滞后、监督和检查体系不完整或未建立，也直接或间接导致了抗菌药物耐药趋势不断加剧。

一、健全的管理制度

（1）成立抗菌药物管理工作组，成员包括医务、感染、药学、临床微生物、医院感染管理、信息、质量控制、护理等多学科专家。形成多部门、多学科共同合作机制。各部门职责、分工明确，责任到人。

（2）制定抗菌药物供应目录和处方集。按照我国《抗菌药物临床应用管理办法》的要求，严格控制抗菌药物供应目录的品种、品规数量。抗菌药物购买品种遴选应以"优化结构、确保临床合理需要"为目标，保证抗菌药物类别多元化，在同类产品中择优选择抗菌活性强、药动学特性好、不良反应少、性价比优、循证医学证据多和权威指南推荐的品种。同时，应建立对抗菌药物供应目录定期评估、调整制度，及时清退存在安全隐患、疗效不确定、耐药严重、性价比差和频发违规使用的抗菌药物品种或品规。临时采购抗菌药物供应目录之外品种时应有充分理由，并按相关制度和程序备案。目前三级医院抗菌药物品种不得超过 50 种，二级医院不得超过 35 种。基层医院应仅限于基本药物中的抗菌药物品种。

（3）抗菌药物临床应用的分级管理是抗菌药物管理的核心策略，有助于减少抗菌药物过度使用，降低抗菌药物选择性压力，延缓细菌耐药性上升趋势。医疗机构应当建立健全抗菌药物临床应用分级管理制度，按照"非限制使用级""限制使用级"和"特殊使用级"的分级原则，明确各级抗菌药物临床应用的指征，落实各级医师使用抗菌药物的处方权限。

抗菌药物分级管理制度：根据安全性、疗效、细菌耐药性、价格等因素，将抗菌药物分为三级：非限制使用级、限制使用级与特殊使用级。具体划分标准如下：

①非限制使用级抗菌药物，是指经长期临床应用证明安全、有效，对细菌耐药性影响较小，价格相对较低的抗菌药物；

②限制使用级抗菌药物，是指经长期临床应用证明安全、有效，对细菌耐药性影响较大，或者价格相对较高的抗菌药物；

③特殊使用级抗菌药物，是指具有以下情形之一的抗菌药物：具有明显或者严重不良反应，不宜随意使用的抗菌药物；需要严格控制使用，避免细菌过快产生耐药的抗菌药物；疗效、安全性方面的临床资料较少的抗菌药物；价格昂贵的抗菌药物。

临床应用抗菌药物应遵循《抗菌药物临床应用指导原则》和《抗菌药物临床应用管理办法》，根据感染部位、严重程度、致病菌种类、细菌耐药情况、患者病理生理特点、药物价格等因素综合考虑，对轻度与局部感染患者应首先选用非限制使用级抗菌药物进行治疗；当严重感染、免疫功能低下者合并感染或病原菌只对限制使用级或特殊使用级抗菌药物敏感时，可选用限制使用级或特殊使用级抗菌药物治疗。

特殊使用级抗菌药物的选用应从严控制。临床应用特殊使用级抗菌药物应当严格掌握用药指征，经抗菌药物管理工作机构指定的专业技术人员会诊同意后，按程序由具有相应处方权医师开具处方。

特殊使用级抗菌药物会诊人员应由医疗机构内部授权，由具有抗菌药物临床应用经验的感染性疾病科、呼吸科、重症医学科、微生物检验科、药学部门等具有高级专业技术职务任职资格的医师和抗菌药物等相关专业临床药师担任。

特殊使用级抗菌药物不得在门诊使用。

有下列情况之一可考虑越级应用特殊使用级抗菌药物：①感染病情严重者；②免疫功能低下患者发生感染时；③已有证据表明病原菌只对特殊使用级抗菌药物敏感的感染。使用时间限定在24小时之内，其后需要补办申办手续，并由具有处方权限的医师完善处方手续。

二、专业的管理团队

医疗机构应建立包括感染性疾病、临床药学、临床微生物、医院感染管理等相关专业人员组成的专业技术团队，为抗菌药物临床应用管理提供专业技术支持，对临床科室抗菌药物临床应用进行技术指导和咨询，为医务人员和下级医疗机构提供抗菌药物临床应用相关专业培训。

为应对日益加剧的全球抗菌药物耐药趋势，各国政府及医疗机构都在积极思考和探索为改善感染性疾病结局、保证良好的疗效费用比而实施的优化抗菌药物治疗，以及为减少药物不良反应或不良后果所做的努力及措施，涵盖抗菌药物政策、管理计划、细菌耐药监测和感染控制等，即 AMS 策略。要建设科学有效的 AMS 体系，医疗机构应实施抗菌药物管理项目并监测项目执行情况，设立抗菌药物管理工作组，建设抗菌药物临床应用管理专业技术团队，对抗菌药物的处方集进行审核、监测和反馈，制定感染性疾病诊治指南，用计算机技术支持抗菌药物管理，以及开展教育培训等。

美国感染性疾病学会(IDSA)和美国健康护理流行病学会(SHEA)指出,抗菌药物管理包括合理选择抗菌药物种类、剂量、给药途径和治疗持续时间。抗菌药物管理的目的是优化临床结果,使抗菌药物所致的不良后果(如不良反应、二重感染和细菌耐药性)降至最低,并减少花费。

三、评价、监测与督查

(1)抗菌药物临床应用基本情况调查。医疗机构应每月对院、科两级抗菌药物临床应用情况开展调查。包括内容如下:

①住院患者抗菌药物使用率、使用强度和特殊使用级抗菌药物使用率、使用强度。

②Ⅰ类切口手术抗菌药物预防使用率和品种选择,给药时机和使用疗程合理率。

③门诊抗菌药物处方比例、急诊抗菌药物处方比例。

④抗菌药物联合应用情况。

⑤感染患者微生物标本送检率。

⑥抗菌药物品种、剂型、规格、使用量、使用金额,抗菌药物占药品总费用的比例。

⑦分级管理制度的执行情况。

⑧其他反映抗菌药物使用情况的指标。

⑨临床医师抗菌药物使用合理性评价。

(2)通过实施电子处方系统,整合患者病史、临床微生物检查报告、肝肾功能检查结果、药物处方信息和临床诊治指南等形成电子化抗菌药物处方系统,根据条件自动过滤出不合理使用的处方、医嘱。

(3)加强医嘱管理,实现抗菌药物临床应用全过程控制。控制抗菌药物使用的品种、时机和疗程等,做到抗菌药物处方开具和执行的动态监测。

(4)药师按照《处方管理办法》进行处方、医嘱的审核,促进合理用药。

(5)根据点评结果,对不合理使用抗菌药物的突出问题,在全院范围内进行通报,对责任人进行告知,对问题频发的责任人,按照有关法律法规和《抗菌药物临床应用管理办法》规定进行处罚。

(6)对存在问题的相关科室、个人进行重点监测,以跟踪其改进情况,通过监测—反馈—干预—追踪(PDCA)模式,促进抗菌药物临床应用的持续改进。

四、教育与培训

加强对医师、药师等相关人员的培训,提倡遵循《抗菌药物临床应用指导原则》和基于循证医学证据的感染性疾病诊治指南,严格掌握抗菌药物尤其联合应用的适应证,尽可能进行目标治疗,减少经验治疗,确保抗菌药物应用适应证、品种选择、给药途径、剂量和疗程对患者是适宜的。

教育培训工作不仅限于医疗机构,不能放松对社会公众的教育。应大力宣传药物合理应用知识,消除药物使用的误区,如"抗菌药物=消炎药(细菌/病毒/无菌性炎症)""抗菌药物可预防感染""新的抗菌药物比老的好""贵的抗菌药物比便宜的好""感冒发热就用抗菌药物"等错误观念。

医务人员要强化"任何一种药物都是双刃剑，没有哪一种抗菌药物是绝对安全而没有副作用的"意识。适当和适量使用抗菌药物，能够保障患者的健康和生命；而滥用抗菌药物，则不仅会促使细菌不断产生耐药，而且还会破坏生态平衡和造成资源浪费。

（彭　曦　宋丽秀　张　晓　孙　洁　彭　昕　魏玉萍　黄新玲）

第七章　医务人员职业暴露

　　医务人员由于工作性质的特殊性，在从事医疗、护理、保洁、医疗废物转运等工作过程中，时刻面临着被感染病原体的血液、体液感染的潜在的职业暴露危险，职业暴露已严重危害着医务人员的身心健康，成为一种较严重的公共卫生问题。自2003年SARS暴发流行以后，我国已逐步开始重视医务人员职业暴露及职业安全问题，颁布与实施了一系列制度，如2004年《医务人员艾滋病病毒职业暴露防护工作指导原则(试行)》；2008年《血源性病原体职业接触防护导则》；2011年《综合医院评审细则》将医务人员职业防护制度、预案、培训、落实及追踪等纳入考评；2013年印发《职业病分类和目录》将艾滋病(限于医疗卫生人员及人民警察)纳入了职业病范畴；2015年印发的《职业暴露感染艾滋病病毒处理程序规定》等，对做好医务人员的职业防护，具有重要的指导意义。

第一节　职业暴露的定义、医务人员职业防护的基本原则

一、职业暴露的定义

　　职业暴露是指由于职业关系而暴露在危险因素中，从而有可能损害健康或危及生命的一种情况。医务人员职业暴露是指医务人员以及有关工作人员在从事临床医疗及相关工作的过程中意外被艾滋病、乙型肝炎、丙型肝炎和梅毒等血源性传染病感染者或患者的血液、体液污染了皮肤或者黏膜，或者被含有病原体的血液、体液污染了针头及其他锐器刺破皮肤，有可能被感染的情况下，以及吸入具有感染性的气溶胶或者直接接触了传染性物质而暴露于某种传染源的情况。

二、标准预防

(一)标准预防的定义

　　标准预防是针对医院所有患者和医务人员采取的一组预防感染措施，包括手卫生，根据预期可能的暴露，选用手套、隔离衣、口罩、护目镜或防护面屏，以及安全注射；也包括穿戴合适的防护用品处理患者环境中污染的物品与医疗器械。

　　标准预防是指将普遍预防和体内物质隔离的许多特点进行综合，认定病人血液、体液、分泌物、排泄物均具有传染性，需进行隔离，不论是否有明显的血迹污染，或是否接

触非完整的皮肤与黏膜，接触上述物质者，必须采取防护措施。根据传播途径采取接触隔离、飞沫隔离、空气隔离，标准预防是预防医院感染成功而有效的措施。

(二)标准预防的措施

(1)接触患者的血液、体液、分泌物、排泄物及其污染的物品后，不论是否戴手套，均应立即洗手。

(2)接触患者的血液、体液、分泌物、排泄物及破损的黏膜和皮肤前均应戴手套；对同一患者，先接触污染部分再接触清洁部分时，应更换手套、洗手或进行手卫生。

(3)有可能发生患者血液、体液、分泌物等物质喷溅时，应戴口罩、防护眼镜或者面罩及穿隔离衣或防护衣。

(4)污染物品应及时处理，避免接触患者的皮肤与黏膜，以防污染其他物品，引起微生物传播。

(5)小心处置锐器和针头，避免针刺伤。

(6)被污染的医疗用品和仪器设备应及时处理，以防止病原微生物在医务人员、患者、探视者与环境之间传播。

(7)进行各项医疗操作、清洁及环境表面消毒时，应严格遵守各项操作规程。

三、不同传播途径疾病的隔离原则

(1)在标准预防的基础上，医院应根据疾病的传播途径，如接触传播、飞沫传播、空气传播和其他途径传播，结合本院的实际情况，制定相应的隔离与预防措施。

(2)一种疾病可能有多种传播途径时，应在标准预防的基础上，采取相应传播途径的隔离与预防。

(3)隔离病室应有隔离标志，并限制人员的出入。黄色标志为空气传播的隔离，粉色标志为飞沫传播的隔离，蓝色标志为接触传播的隔离。

(4)传染病患者或可疑传染病患者应安置在单人隔离房间。

(5)受条件限制的医院，同种病原体感染的患者可安置于一室，并设置一定床间距。

(6)建筑布局符合医院感染防控的有关规定。

四、医务人员职业暴露的主要相关因素

大量资料显示，由于医疗环境的特殊性，其职业暴露危害因素造成医务人员的损伤和工作有关的疾病，主要包括以下的方面：

(1)物理因素，如噪音、紫外线、负重伤害、射线及光波辐射，不慎电击伤，以及使用压力蒸汽灭菌过程中不按照操作流程导致的高温伤害。

(2)化学性因素，如配置细胞毒性药物，废弃物回收，化学消毒药剂的使用，麻醉药物的吸入，汞中毒等。

(3)生物性因素，如锐器伤害，直接接触患者的血液、体液及分泌物，皮肤黏膜的暴露在危险因素中，呼吸道分泌物，空气污染。

(4)心理性因素，如精神紧张，医疗特殊职业环境承受的风险、高强度及高应激的压力。

第二节　不同传播途径医务人员的防护

一、概述

医务人员由于职业的关系，经常接触到各类患者，包括传染性疾病和其他感染的患者，在进行诊疗侵入性操作的过程中，很难完全避免造成伤害，医务人员不仅是医院感染的易感人群，同时也会把感染传播给患者和其他医务人员，起到媒介作用。因此，做好医务人员医院感染的预防与控制工作，对患者和医务人员具有双重的保护作用，无论经何种传播途径传播的疾病，医务人员的职业防护必须坚持和遵循标准预防的原则，在确保标准预防的同时，根据疾病传播途径的不同采取额外预防措施，包括经呼吸道传播疾病的预防、经接触传播疾病的预防及经血源性传播疾病的预防等。

二、不同传播途径医务人员防护

(一)经呼吸道传播疾病的预防

分为接触经空气传播的疾病和接触经飞沫传播的疾病预防，具体分述如下：

1. 接触经空气传播的疾病

空气传播是指带有病原微生物的飞沫核(直径≤5μm)长时间大范围地悬浮在空气中所导致的疾病传播，如肺结核、麻疹、水痘。此外，引发气溶胶的操作也可通过飞沫核，在短距离内发生机会性疾病传播。

气溶胶是指固体或液体微粒稳定的悬浮与气体介质中形成的分散体系。微粒中含有微生物或生物大分子等生物物质的称为生物气溶胶，其中含有微生物的称为微生物气溶胶。微生物气溶胶分子小，易飘浮在空气中，大多数可能是空气中扩散而污染局部空气，当工作人员吸入污染的空气达到一定数量时，便可引起相关感染。如气管插管、实验室离心、震荡；口腔科的高速手机旋转、器械清洗等。要防止气溶胶吸入，应采取必要个人防护，防护用品包括保护躯干、手臂、手、眼鼻和口的用品，以及长袖隔离衣、一次性检查手套、护眼装置和呼吸防护器等。

接触经空气传播的疾病在标准预防的基础上，还应采用空气传播的隔离预防。具体措施包括：早发现、早诊断、早隔离、早治疗；严格按照区域流程，在不同的区域，穿戴不同的防护用品；进入确诊或可疑传染病患者的房间，进行可能产生喷溅的诊疗操作时，应戴护目镜或防护面罩，当接触患者及其血液、体液、分泌物、排泄物等时应戴手套；应严格空气消毒。

2. 接触经飞沫传播的疾病

飞沫传播主要是通过感染者(传染源)在咳嗽、打喷嚏和说话时传播。这些带有病原微生物的飞沫在短距离(通常<1m)内的空气中扩散，进入易感人群的眼睛、口腔、鼻咽

喉黏膜等时发生传染。常见的飞沫传播疾病有流行性腮腺炎、猩红热、白喉、百日咳、流行性脑脊髓炎、炭疽、流行性感冒、传染性非典型肺炎(SARS)、手足口病、人感染高致病性禽流感等。

由于飞沫不会停留在空气中，因此不需要通过特殊的空气处理来预防飞沫传播。接触经飞沫传播疾病患者时，应在标准预防的基础上，与患者近距离接触时，戴帽子、医用防护口罩或N95口罩；进行可能产生喷溅的诊疗操作时，戴护目镜或防护面罩，穿隔离衣/防护服，戴手套，加强通风或进行空气消毒。

(二)经接触传播疾病的预防

经接触传播是指病原体通过手、媒介物直接或间接接触导致的传播。常见接触传播性疾病有肠道感染、多重耐药菌感染、皮肤感染等。

医务人员预防应在标准预防的基础上采取接触隔离。

(1)患者安置在隔离室或同种病原体患者同住一室。

(2)注意手卫生，接触患者的血液、体液、分泌物、排泄物等时应戴手套，诊疗工作结束后，摘手套后洗手和手消毒。

(3)进入隔离室，应穿隔离衣，按要求悬挂，每天更换与消毒；或使用一次性隔离衣，用后按医疗废物管理要求进行处置；接触甲类传染病按要求穿脱防护服，用后的一次性防护服等医疗用品置于两层有警示标识的包装袋、密封，按医疗废物管理要求进行处置。

(4)对于常见的多重耐药菌感染患者，医务人员近距离操作，如吸痰、插管等时，加戴护目镜或防护面罩。

(三)经血源性传播疾病的预防

经血源性传播最危险的三种病原体为艾滋病病毒(HIV)、乙型肝炎病毒(HBV)、丙型肝炎病毒(HCV)。感染途径主要包括：

(1)医务人员通过诊疗操作与血的接触传染给患者或者患者传给医务人员。

(2)医务人员被污染的针头或锐器刺伤，病原体进入血液感染，临床多见于医护人员，尤以护士为最多见。

医务人员预防与控制措施如下：

(1)标准预防的基础上，正确处理锐器，不要将针头重新回帽、折断，将使用后的锐器及时置于锐器盒内，以便于集中销毁。

(2)禁止在可能存在血液暴露的场所进食或吸烟。

(3)不得将食品、饮料存放在医用冰箱内。

(4)凡与血液或感染性物质接触后的所有设备、环境、物体表面等均应消毒。

(5)离心或处理血液时，如存在飞溅或产生气溶胶危险时，应戴好护目镜或防护面罩。

(6)个人防护设施在离开工作场所时立即去除，将污染物放在特定的区域进行清洗、去污等处理。

三、医务人员发生职业暴露后处理流程

发生血源性传播疾病职业暴露后，应立即实施以下局部处理措施：

(1)如为皮肤黏膜暴露，应当用大量的肥皂水或流动水清洗被污染的皮肤，用生理盐水冲洗被污染的黏膜。

(2)如有伤口，应当由近心端向远心端轻轻挤压，避免挤压伤口局部，尽可能挤出损伤处的血液；用清水冲洗伤口；用消毒液，如75%乙醇或者0.5%聚维酮碘溶液进行消毒，必要时包扎伤口。

(3)局部处理后，立即向科室主管领导汇报，填写医务人员职业暴露表，报告主管部门，进行血清学病毒抗原、抗体检测，由主管部门做好随访和咨询。

医疗卫生人员在职业活动中发生艾滋病病毒职业暴露后，应当及时进行局部紧急处理，并在1小时内报告用人单位。用人单位应当在暴露发生后2小时内向辖区内的处置机构报告，并提供相关材料，配合处置工作。

四、医务人员预防职业伤害的方法

各种医疗活动均可能导致职业伤害的发生。在繁忙的医疗、护理诊疗工作中，由于职业的特殊性，医务人员应正确使用医疗机构所提供的各种防护用品。医务人员在医疗活动中，可能要接触各种病人血液、体液、分泌物、排泄物及污染的环境和物品，有发生职业暴露感染艾滋病或乙肝、丙肝等病毒的危险，医疗机构应加强员工预防职业暴露的培训工作，督促员工在工作中严格执行医院感染管理和消毒隔离的各项规章制度，执行标准预防措施和医务人员手卫生规范，遵守本岗位操作规范。工作前，按"分区分级"要求做好个人防护，穿工作服、工作裤和工作鞋，诊疗病人戴帽子和口罩，必要时穿隔离衣；接触可能被血液、体液、分泌物、排泄物等污染的物品时，要戴乳胶手套；进入呼吸道病房佩戴医用外科口罩，进入结核病人病房佩戴医用防护口罩；在运送、配制、使用消毒剂时，做好个人防护，穿工作服、戴好口罩；要按规定浓度正确计量配制，防止造成人员化学伤害和污染环境。执行《职业暴露感染艾滋病病毒处理程序规定》中的防护措施，防止职业暴露，预防梅毒、艾滋病病毒、乙型、丙型肝炎病毒等血源性传染病感染。

第三节　职业暴露后的处理

一、基本概念

(1)锐器：指能刺破皮肤的物品。包括注射针、穿刺针和缝合针等针具，各类医用或检测用锐器、载玻片、破损玻璃试管、安瓿、固定义齿并暴露在外的金属丝及实验室部分检测器材等。

(2)锐器伤：由锐器造成的组织损伤。

(3)医务人员发生锐器伤的风险：据美国CDC估计，美国每年至少发生38.5万次意外针刺伤；我国2011年调查显示，平均锐器伤发生率为145.7例/(百床/年)，远高于2003年美国报告的30例/(百床/年)。

（4）锐器伤发生的场所：大部分的锐器伤（39%）发生在住院病房，其次为手术室（25%）、治疗室（25%）以及急诊（8%）、门诊（8%）、实验室（5%）等。

（5）锐器伤发生的环节：穿刺、处理锐器、传递、意外碰撞、连接输液接头、转运锐器、回套以及不恰当的处理时。

（6）发生锐器伤的主要原因：传递锐器时扎伤，缝合伤口时扎伤，助手违规配合造成助手刺伤，微创穿刺时不正规操作造成刺伤，器械护士安装、拆卸刀片时被划，麻醉医师在为注射器套针帽时被刺伤。

二、预防措施

（1）在进行侵袭性诊疗、护理、实验操作过程中，要保证充足的光线，并特别注意防止被针头、缝合针、刀片等锐器刺伤或者划伤。

（2）采用新技术，如使用有安全保护装置的锐器。

（3）消除不必要的锐器和针具。

（4）使用带有刀片回缩处理装置的或带有刀片废弃一体化装置的手术刀，以避免装卸刀片时被手术刀伤害。

（5）手术中传递锐器应使用传递容器，以免损伤医务人员。

（6）锐器用完后，应直接放入防刺穿、防渗漏、有警示标识或安全标识和中文警示说明的锐器盒中，以便进行适当处理。

（7）锐器不能暴露于锐器盒外，锐器盒盛满 3/4 时，立即密闭，不能打开、清空和重复使用。

（8）禁止重复使用一次性医疗用品，禁止弯曲被污染的针具，禁止用手分离使用过的针具和针管，禁止用手直接接触污染的针头、刀片等锐器，禁止双手回套针帽，如需盖帽应单手盖帽或借用专用套帽装置。

（9）禁止用手直接拿取被污染的破损玻璃物品，应使用刷子、垃圾铲和夹子等器械处理。

（10）处理污物时，严禁用手直接抓取污物，尤其是不能将手伸入垃圾容器中向下压挤废物，以免被锐器刺伤。

三、发生职业暴露后的应急处理、报告

（一）职业暴露后的应急处理

（1）发生锐器伤后，应立即将伤口的血挤出，应从近心端向远心端挤，尽可能挤出损伤处的血液，用肥皂水和流动水进行冲洗 3~5 分钟，然后用 0.5% 碘伏或 75% 乙醇进行消毒；伤口大时，应进行必要的包扎。

（2）发生皮肤黏膜暴露，如口腔、眼睛等黏膜或皮肤接触感染者血液、体液时，应立即用大量生理盐水或清水冲洗 20~30 分钟。

(二)职业暴露后的报告

应急处理后，立即报告科主任和护士长，填写《医务人员职业暴露感染性血液追踪记录表》，上报医院主管管理部门，主管管理部门对暴露情况进行风险评估，确定感染的危险性、暴露级别和是否需要实施预防用药，预防感染疾病发生。报告内容包括发生的时间、地点、经过、暴露部位、损伤程度、暴露源种类以及紧急处理方法等。

(三)职业暴露后的追踪与随访

职业暴露后，依据具体暴露情况，进行乙肝两对半、丙肝抗体、艾滋病抗体、梅毒抗体、肝功的检测，留取本底资料并定期进行追踪检测。

(四)心理咨询

职业暴露威胁最大、最常见的是乙肝、丙肝和艾滋病，目前对这些疾病尚缺乏有效的治疗方法，一旦感染，则意味着会影响医务人员的生活、工作、家庭，医务人员会因此产生重度或中度的悲观情绪，而对病人感染状况的不确定也会加重医务人员的心理压力，应针对性对其进行心理辅导，打消顾虑，使其保持心情愉快，从而增强机体免疫力，降低感染概率。

第四节　医务人员防护用品的使用

一、口罩

(一)定义

(1)外科口罩：能阻止血液、体液和飞溅物传播的，医护人员在有创操作过程中佩戴的口罩。

(2)医用防护口罩：能阻止经空气传播的直径$\leqslant 5\mu m$感染因子或近距离($<1m$)接触经飞沫传播的疾病而发生感染的口罩。

(二)口罩的使用

(1)应根据不同的操作要求选用不同种类的口罩。

(2)一般诊疗活动，可佩戴一次性口罩或外科口罩；在手术室工作或护理免疫功能低下患者、进行体腔穿刺等操作时，应戴外科口罩；接触经空气传播或近距离接触经飞沫传播的呼吸道传染病患者时，应戴医用防护口罩。

(3)应正确佩戴口罩，具体方法及注意事项参见后述相应内容。

二、帽子

(1)帽子分为布制帽子和一次性帽子。

(2)进入污染区和洁净环境前，以及进行无菌操作、传染病防护等工作时应戴帽子。

(3)帽子不慎被患者血液、体液污染时，应立即更换。

(4)布制帽子应保持清洁，每次或每天更换与清洗，干燥备用。

(5)一次性帽子应一次性使用。

三、手套

手套是防止病原体通过医务人员的手传播疾病和污染环境的用品。可分为无菌手套和清洁手套两类。

应根据不同操作的需要，选择合适种类和规格的手套。

(1)接触患者的血液、体液、分泌物、排泄物、呕吐物及污染物品时，应戴清洁手套。

(2)进行手术等无菌操作、接触患者破损皮肤、黏膜时，应戴无菌手套。

(3)注意事项：

①诊疗护理不同的患者之间应更换手套；

②操作完成后脱去手套，应按规定程序与方法洗手，戴手套不能替代洗手，必要时进行手消毒；

③操作时若发现手套破损，应及时更换；

④戴无菌手套时，应防止手套污染；

⑤一次性手套应一次性使用。

四、隔离衣与防护服

隔离衣是用于保护医务人员避免受到血液、体液和其他感染性物质污染，或用于保护患者避免感染的防护用品。根据与患者接触的方式，包括接触感染性物质的情况和隔离衣阻隔血液和体液的可能性选择是否穿隔离衣及选择其型号。

防护服是临床医务人员在接触甲类或按甲类传染病管理的传染病患者时所穿的一次性防护用品。防护服应具有良好的防水、抗静电、过滤效率和无皮肤刺激性，穿脱方便，结合部严密，袖口、脚踝口应为弹性收口。

应根据诊疗工作的需要，选用隔离衣或防护服。防护服应符合 GB 19082 的规定。隔离衣应后开口，能遮盖住全部衣服和外露的皮肤。

下列情况应穿隔离衣：

(1)接触经接触传播的感染性疾病患者，如传染病患者、多重耐药菌感染患者等时。

(2)对患者实行保护性隔离时，如诊疗、护理大面积烧伤患者、骨髓移植患者时。

(3)可能受到患者血液、体液、分泌物、排泄物喷溅时。

下列情况应穿防护服：

(1)临床医务人员在接触甲类或按甲类传染病管理的传染病患者时。

(2)接触经空气传播或飞沫传播的传染病患者，可能受到患者血液、体液、分泌物、排泄物喷溅时。

对于突发或新发传染病的防护用品穿脱应在《医院隔离技术规范》(WS/T 311—2009)和《血源性病原体职业防护指导原则》(GBZ/T231—2008)指导下进行。

注意事项：

(1)隔离衣和防护服只限在规定区域内穿脱。

(2)穿前应检查隔离衣和防护服有无破损；穿时勿使衣袖触及面部及衣领；发现有渗漏或破损应及时更换；脱时应注意避免污染。

(3)隔离衣或防护服每天更换、清洗与消毒，遇污染随时更换。

(4)职业暴露后，应做到为患者保密，即接触后评价和随访的书面报告仅限于告知劳动者评估结果、因接触血液或其他潜在传染物质后的健康影响，以及需要的进一步检查和治疗。建议接触者在随访期间发生的任何急症都向用人单位请求进行医学评估。填写职业暴露登记表，管理部门应做好相应评估和对各种评估资料、职业伤害原始资料的保管分类存档工作，如现场处理措施、医疗处理措施、处理记录、用药记录、随访等。

五、护目镜、防护面罩

护目镜是防止患者的血液、体液等具有感染性物质溅入人体眼部的用品。

防护面罩(防护面屏)是防止患者的血液、体液等具有感染性物质溅到人体面部的用品。

下列情况应使用护目镜或防护面罩：

(1)在进行诊疗、护理操作，可能发生患者血液、体液、分泌物等喷溅时。

(2)近距离接触经飞沫传播的传染病患者时。

(3)为呼吸道传染病患者进行气管切开、气管插管等近距离操作，可能发生患者血液、体液、分泌物喷溅时，应使用全面型防护面罩。

(4)佩戴前，应检查有无破损，佩戴装置有无松懈。每次使用后，应清洁与消毒。

六、鞋套

(1)鞋套应具有良好的防水性能，并一次性应用。

(2)从潜伏污染区进入污染区时和从缓冲间进入负压病室时，应穿鞋套。

(3)应在规定区域内穿鞋套，离开该区域时应及时脱掉。发现破损应及时更换。

七、防水围裙

(1)防水围裙分为重复使用的围裙和一次性使用的围裙。

(2)可能受到患者的血液、体液、分泌物及其他污染物质喷溅、进行复用医疗器械的清洗时，应穿防水围裙。

(3)重复使用的围裙，每班使用后应及时清洗与消毒。遇有破损或渗透时，应及时更换。

(4)一次性使用围裙应一次性使用，受到明显污染时应及时更换。

附录

职业安全卫生一般操作规程

(1)可能发生血源性病原体职业接触的工作场所,应禁止进食、饮水、吸烟、化妆和摘戴隐形眼镜等。

(2)禁止食品和饮料混置于储存血液或其他潜在污染物质的冰箱、冰柜、抽屉、柜子和桌椅表面等。

(3)禁止弯曲被污染的针具,禁止双手回套针帽,禁止用手分离使用过的针具和针管,禁止重复使用一次性医疗用品。以下两种情况除外:

①用人单位有理由说明没有其他方法,或这种行动是由于特殊医疗需要。

②使用专用机械设备,或单手操作技术。

(4)在处理血液或其他潜在污染物质的过程中,应尽量避免喷、溅、洒落和飞扬或产生飞沫。

(5)禁止用口吮吸血液或其他潜在传染性物质。

(6)在收集、处理、操作、储藏和运输过程中,可能造成血液或其他潜在传染性物质污染的标本应放在防泄漏的容器中。运输过程中做到如下要求:

①对储存、转运或运输的容器密封后进行警示标识和中文警示说明。

②如果容器外发生了污染,应在外部再加一个容器来阻止其泄漏,外部的容器同样应进行警示标识和中文警示说明。

③如果样品能把第一个容器戳穿,在其外部应再加一个耐戳破的容器。

(7)在维修或者运输可能被血液或其他潜在传染性物质污染的设备前,应当检查并进行必要的消毒,用人单位能够说明无法对设备进行消毒情况时除外。

(8)在被污染的设备上张贴生物警示标识和中文警示说明。

(李 静 秦春霞 董雪梅 石 莉 石新丽 胡 莲 宋新红 邝文静)

第八章 基层医疗机构重点部门的管理

2016年12月，国家卫生计生委颁布了《病区医院感染管理规范》，规定了病区医院感染管理的要求，布局与设施，医院感染监测与报告，医院感染预防与控制以及职业安全防护要求。如何加强对医院重点部门的医院感染防控落实，如重症医学科(ICU)、新生儿病房(NICU)、产房、手术室，供应室等医院感染防控措施的实施与医院感染发生率的高低有着密切关系，应予以高度关注。

第一节 普通病房的医院感染管理

一、基本概念

(1)病区：由一个护士站统一管理的多个病室(房)组成的住院临床医疗区域，与住院部公用区域或公用通道由门分隔。一般包括病室(房)、护士站、医生办公室、医务人员值班室、治疗室、污物间。

(2)病室(房)：病区内住院患者接受医学观察、诊疗、睡眠、休息和就餐的房间。一般配备床单元、隔离帘、座椅、呼叫系统、氧源、负压吸引系统、手卫生设施、卫生间及非医疗废物桶等。

(3)床单元：病室(房)内为每位住院患者配备的基本服务设施，一般包括病床及床上用品、床头柜，床边治疗带等。

二、基本要求

医院感染管理工作涉及医院的各个科室，在普通临床科室工作严格按照医院感染管理制度开展工作。

(1)在医院感染委员会指导下开展工作，对医生护士的工作进行指导和督查，并对患者、家属、探视者、保洁人员做好宣传教育工作。

(2)建立健全病房的管理组织，成立医院感染管理小组，成员应包括科室主任、护士长、监控医生和护士，人员相对固定，病区负责人为第一责任人。

(3)发生医院感染疑似或暴发事件及时采取措施防控，按照规定逐级报告。

(4)按照科室年度计划做好培训和考核工作，其培训内容应依据科室的具体情况开展。

三、工作要求

普通临床科室要求做好如下工作：

(一)人员管理

医护人员日常工作执行标准预防，工作时间应按照不同操作要求穿戴工作衣帽、口罩和必要的防护措施并保持清洁。

住院患者做到感染病人与非感染病人分开，同类感染病人相对集中，特殊感染病人单独安置，尤其应加强对老年、婴幼儿及精神障碍患者等的管理。

医务人员应了解和掌握本病区的医院感染防控要点，以及感染率、感染部位、感染病原体及多重耐药菌感染情况，及时开展监测，发现感染病人及时按照要求报告。

严格执行陪护及探视制度，防止院内交叉感染。

加强对保洁员、配膳员的管理，掌握相关的清洁、消毒技能操作和自身安全防护。

(二)环境管理

按照有关制度流程，定期对环境卫生进行监测，对发现的不足查找原因，加以改进，并保存监测结果记录单。

病区内环境整齐干净，无噪声，病房内应定时通风换气，每周进行空气消毒；地面应湿式清扫，遇污染即刻清洁、消毒。

治疗室等区分明确划分，洁污分区明确，功能流程符合要求。治疗室、病房、厕所应分别设置专用拖布，标记清楚，分开清洗，悬挂晾干，定期消毒。

病房应湿式清扫，一床一巾，床头柜应一桌一抹布，用后均需消毒。患者出院、转科或死亡后，床单元必须进行终末消毒处理。

病室(房)床单元的管理应做到患者衣服、床单、被套、枕套每周更换1~2次，枕芯、棉褥、床垫定期消毒，被血液、体液污染时，及时更换；禁止在病房、走廊清点更换下来的衣物。加强对床单元的清洁消毒，保证每一位患者的床单元干净整齐，舒适。

(三)仪器设备管理

(1)治疗盘、药杯、体温计等用后应立即清洁与消毒处理，加强各类监护仪器、设备、卫生材料等的清洁与消毒管理。

(2)餐具、便器应固定使用，保持清洁。

(3)加强对特殊感染患者及其用物的管理，按传染病管理的有关规定采取相应的消毒隔离和处理措施。

(四)认真执行手卫生

严格执行手卫生要求，洗手池、纸巾、洗手液(肥皂)洗手六步图符合要求，洗手池周围无杂物，干净整齐；科室应加强日常手卫生的管理，包括手卫生正确率和依从性，设计检查表，按照科室人员组成开展调查，对出现的不足有针对性地开展调查和原因分析；选购的洗手液、速干手消毒液应符合要求，并方便医务人员使用，目前有调查显示，在患者的床旁悬挂速干手消毒液，其医护人员的依从性明显提高。

(五)加强医院感染监测

1. 消毒产品要求

使用的消毒产品,如消毒液,应加强配制和使用的管理,消毒液配制应按照产品说明书进行,使用前监测有效浓度,符合要求后才使用。

2. 医院感染预防与控制

应按照标准预防原则,加强科室的管理。消毒灭菌产品使用时应检查包装质量、有效期;对高度危险的复用物品应做到一用一灭菌,对中度危险的复用物品做到高压灭菌或高水平消毒;对低度危险的复用物品做到清洁或消毒,确保各类复用物品使用符合要求。

加强对传染病患者的管理,积极采取有效防控措施,做好消毒隔离工作,按照《传染病防治法》的要求进行报告,在管理传染病患者时应做好职业安全防护,尤其是新发传染病或不明原因传染病的防控落实,应按照实时出台的指南开展防护工作。

各临床科室严格管理一次性医疗器械,一次性医疗器械应一次性使用,放置在清洁区,妥善保管,正确使用。

(六)合理使用抗菌药物

按照临床抗菌药物管理要求,合理使用抗菌药物,及时送检合格标本,避免盲目用药,造成多耐药菌的产生。临床药师在临床发生重症感染患者时,应和临床医生一道讨论,指导临床医生用药。

(七)医疗废物管理

医疗废物与生活垃圾应分开装运,医疗废物置黄色塑料袋内,利器应放置在利器盒内,明确标识;生活垃圾应放置在黑色塑料袋内,密闭运送。传染性引流液、体液等标本需消毒后排入下水道。

第二节 重症监护病房(ICU)的医院感染管理

2016年12月,国家卫健委发布《重症监护病房医院感染预防与控制指南》,对医院感染预防和控制、人员管理、手卫生、抗菌药物管理、目标监测、手术部位感染、环境卫生学监测、职业安全防护等提出重点要求。

重症患者在ICU救治疾病,其潜存医院感染风险明显增加,如患者病情危重、自身免疫力低下、抗菌药物的不合理使用、住院患者之间的交叉感染以及环境的影响,ICU成为医院感染的高发区,如果发生医院感染,不仅增加患者痛苦及其经济负担,而且影响预后,延长住院时间,降低医院病床周转,影响医院的社会效益和经济效益。因此,各医院必须高度关注,加强防控措施的落实,有效防止交叉感染,确保医疗质量。

一、重症监护病房概念

重症监护病房(ICU)是指医院集中监护和救治重症患者的专业病房。在重症监护病为因各种原因导致一个或多个器官与系统功能障碍危及生命或具有潜在高危因素的患者，及时提供系统的高质量的医学监护和救治技术。

二、基本要求

应建立健全 ICU 的防控管理组织，成立医院感控小组，全面负责本科室的医院感染防控工作，保证在科室领导的统一指挥下开展工作，保障执行有效。成员应包括科室主任、护士长、监控医生和护士，科室负责人为第一责任人。

在医院感染管理委员会指导下开展工作，科主任和护士长对医生护士的工作进行日常指导和督查，若发现问题，及时分析研究，对疑似(聚集)或暴发事件高度关注，及时组织讨论会议，分析原因，制定应对措施，积极推动 ICU 医院感染防控工作的持续改进和提高。同时，及时按照规定逐级报告。医院应急领导小组积极组织各职能部门相互协助，按照医院制定的应急方法开展调研，查找感染原因，消除感染隐患，保障就医患者的安全。

建立 ICU 的医院感染管理制度、流程、监测范围，做好医院感染目标性监测，做好呼吸机相关肺炎、导管相关血流感染、导尿管相关感染的防控，加强对多重耐药菌的隔离，认真执行手卫生。

加强对突发事件的应对能力。每年至少应组织一次医院感染暴发事件的应急演练，使各级人员熟知应对方法，掌握有关知识，提高应变能力。

三、建筑布局及设施的管理要求

(1)医院感控专职人员应对 ICU 的改扩建工程给予指导，应符合洁污分开的原则，功能区域相对独立，布局流程合理，明确分为治疗区、监护区、医护生活辅助用房区域、医疗区域、医疗辅助用房区域及污物处理区，各区域划分相对独立。

(2)监护室内安静、舒适及隔离环境符合要求，为有效防止交叉感染，每床使用面积不少于 $15m^2$，床间距大于 1m，每个病区至少应配备 1 个单间病房，使用面积不少于 $18m^2$。严格隔离患者救治，有条件者建立正负压病房，其设置应符合相关建筑标准。

(3)医疗区域的温度应维持在 24±1.5℃，湿度应维持在 30%~60% 为宜。

(4)不应在病室放置干花、鲜花和盆栽植物，预防有呼吸道疾病的患者及其他敏感者发生过敏，以及飞虫携带病原菌带来的交叉传播危险，以保证患者的安全，防止交叉感染。环境干净整齐，不设地毯及脚垫，这些物品可能成为病原体传播媒介，不利于环境中病原体的清除。

四、人员管理

(1)ICU 应该配备数量足够的受过专门训练和教育，并掌握重症医学的基本理论、基础知识和基本技能，熟练掌握医院感染防控知识和技能，具有独立开展工作的专职医务人员。如果人员配备不足，尤其是护士配备不足，就会对患者的隔离及感染防控措施落实不到位，执行力不强，将会增加医院感染交叉隐患。

(2)加强医务人员的职业防护，日常采取标准预防措施，做好手卫生，着装整齐，必要时穿防护服、戴护目镜等。

(3)医务人员手卫生对于控制医院感染有着非常重要的意义，据统计，约有30%的医院感染和手卫生有关，因此，配备足够的流动水洗手设施、洗手液和干手纸巾、速干手消毒液，明显的洗手示意图是保障手卫生的前提。严格按照标准执行手卫生，保障患者安全的同时也保障医务人员安全。在接触血液、体液、分泌物、排泄物等可疑污染操作时应戴手套，操作结束时立即脱掉手套并洗手。

(4)加强对患者的管理及隔离，对特殊感染或高危感染病人，尤其要做好针对性的消毒隔离措施以及职业防护措施。监护室内非探视时间谢绝家属探望，有特殊情况随时与工作人员联系。进入监护室的工作人员更换专用衣服，非一次性的用品做好终末消毒，戴口罩；一般不需要换鞋，必要时穿鞋套或专用鞋；非工作人员不准随意进入监护室。

五、环境卫生学管理

(1)使用循环风紫外线空气消毒机定时进行空气消毒，保持环境清洁，空气清新。

(2)每日清洁室内环境，湿式扫地，地面每天清洁消毒1~2次，选择合格而适宜的消毒剂擦拭门窗、桌、椅、床、柜；每周室内彻底清扫一次，各种仪器设备的表面保持清洁、无污染。严格呼吸机等的使用、清洁和消毒，如呼吸机的外壳和面板应每天清洁消毒1~2次；呼吸机外部管路和配件应一人一用一消毒或灭菌，若长期使用，则应每周更换；呼吸机内部管路的维护保养，应在厂家的指导下进行。

(3)定期对环境、物表以及消毒液等进行微生物监测抽查，监测结果符合要求；对监测不合格的标本，必须进行原因分析，并再次监测，直至合格。

(4)患者转出或出院后，必须进行床单元的终末消毒，有条件的医院可用床单位消毒机进行消毒处理，便器等使用清洗消毒器处理；其他物品按病室消毒隔离措施进行处理。

六、加强目标性监测工作的落实

侵袭性操作是造成医院感染发生的危险因素之一，也是医院感染特有的传播方式，它既可以是将环境因素带入人体内，也可是将自身感染的细菌带至身体其他部位，从而造成内源性感染，如血流导管、导尿管、呼吸机等使用。因此，侵袭性操作成为ICU防控的重点内容。

(1)严格无菌操作，每日检查各类无菌包的有效期。无菌物品与非无菌物品应分类放置。

(2)注意病人各种留置管路的观察、局部护理，保持伤口敷料干燥、清洁、整齐；严格无菌操作。

(3)做好各类管路的日评估工作，呼吸机管路湿化液应使用无菌水；留置导尿管中对普通导尿管宜做到7~10天更换一次，特殊导尿管按照厂家说明书进行更换。对目标监测工作发现的问题，应及时处理，有效控制感染的发展。

七、抗菌药物使用

重症监护室的抗菌药物管理关系着医疗质量，是保障患者安全的重要环节，其应用和管理必须遵循国家相关指南、文件及指导原则，减少诱发细菌耐药的发生。

八、培训管理

根据科室人员的管理，开展相应的培训教育，编制符合实际的培训大纲和教材，按照年度计划做好培训和考核工作。

加强对保洁人员的工作指导和宣传教育工作，尤其是保洁方法的培训，定时进行督查，确保环境卫生符合要求。

九、职业安全防护

在重症监护病房，患者病情重，病情变化快，尤其是重症的呼吸系统患者及抢救患者多，在救治多重耐药菌患者及传染病患者时，医务人员应加强自身职业安全的防护；对保洁人员、探视人员，也应加强职业防护的教育，减少职业暴露。

十、医疗废物管理

重症监护病房应加强对医疗废物的管理，分类、包装、转运、登记均应符合要求，以减少对环境的污染和对工作人员的伤害。

第三节 新生儿病房的医院感染管理

近年来，新生儿的医院感染受到的重视程度越来越高，各地开展了目标性监测工作，不断加强医院感染的意识和管理水平。引发新生儿院内感染的细菌主要以革兰氏阴性杆菌为主，其中，多耐药的鲍曼不动杆菌检出率逐年增加。真菌感染成为二重感染的常见致病菌，如念珠菌、曲霉菌等。

一、新生儿感染的主要因素

(1)新生儿，尤其是早产儿，本身就是低体重儿，免疫功能不全，极易感染。

(2)医护人员造成交叉传播。接触传播，如未严格执行手卫生，通过污染的手直接或间接传播，成为人为传播感染的因素。

(3)侵袭性操作带来潜存危险，为微生物的侵入提供机会。

(4)抗菌药物的不合理使用，如广谱抗菌药物、疗程长、剂量大，极易造成正常菌群紊乱、耐药菌株增加，从而造成医院感染发的发生。

(5)环境管理及隔离防护落实不到位，如建筑布局不合理、空气质量不好、环境卫生不干净，隔离防护措施缺失或执行不力，造成感染的发生。

二、感染防控和措施的落实

(一)布局合理，分区明显

设置非感染病房、感染病房、治疗室、配奶间、沐浴室、处置室，办公间及更衣间等。新生儿无陪护病房净使用面积不少于 $3m^2$，床间距不小于 $1m$。加强有陪护病房医院防控落实，做好患儿家属的知识宣教。

(二)加强防控落实

(1)建章立制，充分发挥医院感染防控小组的作用，开展培训教育，做好各级各类人员的督查指导工作。

(2)工作人员进入科室应更换工作服、工作鞋，工作人员做到相对固定。

(3)严格执行手卫生，掌握洗手或手消毒方法时机选择，提高依从率和正确率。

(4)严格遵守并执行消毒隔离制度和无菌技术操作规程。

(5)加强医疗用品的使用管理，复用器械及一次性物品的使用应符合国家有关规定。病房、抢救室、治疗室、配奶室、沐浴室每日用空气消毒机进行空气消毒，必要时随时消毒。每季度对室内环境进行微生物培养一次，并做记录。病室地面、桌面保持清洁，每日对门把手、水龙头、洗手池、便厕、病历夹和窗户周围等做好保洁工作，当遇到明显污染时，应及时用消毒液擦拭消毒。做好终末清洁消毒。

(6)辐射台、暖箱每日清洁、患儿出院后做好终末清洁消毒；暖箱内湿化液每日更换无菌水；患儿擦浴盆、毛巾、奶具一人一用一消毒。按照要求做好环境卫生学采样和监测工作。

三、抗菌药物管理

新生儿病房的抗菌药物使用尤为重要，要尽量保持患儿体内正常的生态平衡，应加强对多重耐药菌的监测，指导临床合理使用抗菌药物。

四、医疗废物管理

医疗废物和生活垃圾严格按照要求分类，分容器装运，标识明确。

第四节 手术室(部)的医院感染管理

手术室(部)作为承担医院手术的重要部门，是医院感染管理工作中高度重视和关注的部门，如何加强管理，提高防范医院感染的能力，保障手术患者的安全，必须在建筑设计、规章制度、工作流程、人员管理，手术器械及物品的管理、环境保洁、培训教育等方面加强指导及做好督查和监测工作，对于患者准备、手术无菌操作、麻醉操作和手卫生应给予特别监管和指导。

一、管理原则

（1）建章立制，成立医院感控小组，并积极发挥督导作用，保障各项工作的顺利进行。

（2）分区明确，有明显标识，进入手术室工作的人员应严格遵守无菌技术操作规程、消毒隔离制度、手卫生管理制度等，保持室内肃静整洁。

（3）手术室的建筑布局应遵循医院感染预防与控制的原则，做到布局合理、分区明确、标识清楚，符合功能流程合理和洁污区域分开的基本原则，人流、物流管理符合要求。加强对手术室环境的管理，做好保洁工作，减少环境的污染。同时应加强日常的监控管理，手术室管理者应定期对各手术间的环境卫生状况进行督导，消灭卫生死角，保障手术患者安全。

（4）加强基础知识的学习和培训，特别是新上岗人员的培训，由于手术室、麻醉科人员的特殊性，如实习人员、进修人员、保洁人员、维修人员、厂商（参与手术的外来器械人员）以及人员流动量大，因此，要制订不同人员的学习培训计划，并按照实际工作情况开展培训。

（5）严格手术室门关、衣关、鞋关。进入手术室，应着装规范，更换专用手术衣、口罩、帽鞋等，头发、个人衣物及口鼻不得外露。外出时更换外出衣鞋，不得将手术专用着装穿至手术室之外的科室。

二、手术防控要求

（1）外科手术严格执行有关手术部位感染的防控指南，认真落实手术无菌技术、物品准备、皮肤消毒、洗手、卫生手消毒、外科洗手、手术台上严格的无菌操作及突发意外事件的处理措施等。

（2）为有效控制手术部位感染，工作人员患呼吸道感染者，面部、颈部、手部有感染者及患皮肤病者不可进入手术室。必须进入手术室时应严格按照手术室有关规定执行。

（3）隔离病人手术通知单上应注明情况，手术间挂感染标识，术后执行感染手术处理流程，手术间严格执行终末消毒。

（4）为预防交叉感染，在连续施行手术时，应按手术清洁程度，由洁到污的顺序进行。感染手术应安排在当日最后一台手术。手术结束后须彻底擦拭消毒，空气净化至少30分钟后方可使用。

（5）严格控制参观人数。参观人员不可任意进入其他手术间及无菌储备间。进手术室见习、参观的人员，应经过培训，并征得护士长同意后方可进入参观。

（6）加强对器械物品的管理，特别是可复用器械物品的管理。手术室灭菌物品须每日检查一次，按日期先后排序依次使用，灭菌物品有效期按照不同材质的包装要求执行，发现异常及时处理。

（7）对于手术中临时进入手术室的设备，应在进入手术室前先进行清洁消毒。

（8）手术用显微器械、定位设备（如 C 型臂机）应放置在专用房间，手术使用后及时清洁消毒。

三、安全注射的基本要求

在患者手术期间，为维持患者的生命体征，依据不同手术大小、时间长短、患者病情评估(失血、失液量、基本生理需要量等)要求，对其在手术中进行液体输入，同时，麻醉用药、手术台上用药、抽检标本等都需要加强无菌操作，如给患者输液、配药过程中应做好输液瓶口、接口等的消毒；在使用注射器时，应严格按照要求分离针头，将不再使用的注射器针头应妥善放置于利器盒内，如需要继续使用，则应单手回帽；操作完毕执行手卫生。

四、麻醉机和相关附属管路的管理

使用后的麻醉机和相关呼吸设备，应及时清洁消毒，一次性呼吸机螺纹管一人一用，使用后应按照医疗废物处理；可复用的，集中清洗消毒、干燥备用。麻醉机外表面每台手术结束后应做清洁处理，如遇污染，应及时清洁和按照厂家说明书进行消毒。

麻醉机外置回路包括麻醉机呼吸管路、螺纹管、湿化器、麻醉面罩、呼吸袋等。

五、环境卫生工作

(1)清洁工作均应湿式清扫，各手术间仪器设备、物体表面及地面应保持清洁、干燥，每天进行清洁消毒，如遇明显污染，应立即先去污再消毒。每周手术间彻底清洁消毒一次，定期进行医院感染环境监测(包括空气、物体表面、操作者手和灭菌后的物品)，结果符合要求，对监测不符合要求的，应及时查找原因，杜绝隐患。

(2)接送病人的平车每日消毒，车轮应每日清洁，车上物品保持清洁，床单做到一人一换，如遇污染应及时更换。

(3)及时处理产生的医疗废物、生活垃圾，日产日清，保障环境整齐卫生。

第五节　消毒供应室(中心)的医院感染管理

2016年12月，原国家卫生计生委颁布了医院消毒供应中心三个强制标准，这足以说明消毒供应中心在医院感染防控中的重要作用，可以说，消毒供应中心是各级医院保障医院质量安全的枢纽。

在三个强制标准中，对各级职责有明确的规定，同时对2009年颁布的部分条款进行了修订和补充，因此，在执行工作中，各级医院应严格按照新规范执行，确保消毒供应中心供应的复用物品、器械等符合要求。

一、概念

消毒供应中心(CSSD)，是医院内承担各科室所有重复使用诊疗器械、器具和物品清洗、消毒、灭菌以及无菌物品供应的部门。

消毒供应中心采取集中管理方式，要求：CSSD 面积满足需求，重复使用诊疗器械、器具和物品回收至 CSSD 集中进行清洗、消毒或灭菌的管理方法。如果院区分散，或现有 CSSD 面积受限，已在手术室设置清洗消毒区域的医院，其清洗、消毒或灭菌工作集中由 CSSD 统一管理，凡符合规范处置者均属用集中管理(WS310.1-WS310.3)。

二、概述

2009 年原国家卫生计生委颁布的《医院消毒供应中心》中，第一部分：管理规范；第二部分：清洗消毒及灭菌技术操作规范；第三部分：清洗消毒及灭菌效果监测标准，对医院消毒供应中心工作的要求不断提高，也更加严格。经过在全国的一项调研工作后，在 2016 年年底重新修订了三个标准，颁布全国使用。

医院应采取集中管理模式，对所有需要消毒、灭菌后复用的诊疗器械、器具和物品，由 CSSD 负责回收、清洗、消毒、灭菌及供应。消毒供应室(中心)承担着重要的职责和任务，其工作性质直接影响到医疗质量、患者安全及医务人员的安全，是医院质量控制枢纽第一关，要保证医院各科室所有重复使用诊疗器械、器具和物品清洗、消毒、灭菌工作，必须有团队协作的良好风气，要求团队成员身体素质好、技术过硬，可以承担繁重的工作任务，把质量管理工作落到实处。

三、消毒供应室(中心)的管理模式

目前，我国大部分医院的消毒供应室管理模式，分为分散式管理和集中式管理两大类，无论采取哪种管理模式，均要严格执行有关标准和规范，确保各项操作的安全性、专业性、科学性和质量追溯的管理。其管控的职能部门应在主管院长的领导下，护理部、院内感染控制办公室、人力资源部、后勤和设备部门、宣传科教部门等，依照分工不同，各司其职，保质保量完成工作。

(1)作为主要负责管理的消毒供应中心，应该建立一套完整的工作制度和流程、应急方案；对于外来器械的管理，做到人员管理相对固定；开展追溯管理，完善质量控制过程的相关记录；发现不足时，应加强对科室的沟通交流；开展品管圈活动，有的放矢地把握细节内容，并科学管理。

(2)人员管理做到接受有关知识的培训和上岗培训，正确掌握知识和技能，清洗、消毒、灭菌、转运的工作流程，设备管理操作能力，以及熟知职业安全防护的知识和佩戴各种防护用品的方法。

(3)在建筑设计上，要求布局合理，布局划分为工作区和办公区，工作区应严格划分去污区、检查包装及灭菌区、无菌物品存放区，并有实际的屏障等；物品管理做到由污到洁，空气流向保障由洁到污，不交叉、不逆流；工作区的洗手设施应采用非手触式水龙头开关；检查包装区、灭菌区和无菌物品存放区不设洗手池；房间设计应便于打扫卫生，不留死角。在新建、改建和扩建工作中，严格把控遵循医院感染预防与控制的原则，遵守国家的法律法规和职业安全防护相关要求，并应充分加以论证。

(4)清洗、消毒和灭菌工作中把握工作要点，彻底的清洗是保障消毒或灭菌成功的关键，应针对物品本身的复杂性和结构进行认真学习，可拆卸部分尽可能拆开处理；对污染严重的、有机物多的物品要及时处理，避免有机物干燥，给清洗造成困难。

①清洗步骤：冲洗—洗涤—漂洗—终末漂洗，部分器械部件采用超声波清洗器进行清洗，清洗时间不宜超过 10 分钟。有条件的基层医院，可购买清洗消毒器对诊疗的器械、器具和物品进行处理，可避免人工清洗时人为操作的不足。

②一般情况下遵循"先清洗，后消毒"的原则，被不明原因传染病、气性坏疽等污染时，则"先消毒后清洗"，消毒时间和使用浓度应按照不同传染病病原体的性质而定；清洗包括手工清洗和机械清洗，手工清洗的温度 15~30℃，一般用于精密复杂器械或污染物较重的器械类初步处理。精密器械的清洗应在厂家指导下进行，酶洗液的使用应符合产品说明书要求，水温控制在 45℃ 以下；机械清洗应加强对清洗机的使用维护和保养，保证正常工作需要；所有清洗后的器械应进行质量抽检，发现问题，及时处理。

③消毒是杀灭或清除传播媒介上病原微生物，使其达到无害化的处理过程，是切断传播途径、防止医院感染发生的重要手段之一。清洗后器械、物品的消毒主要采用机械湿热消毒、也可采用符合要求的消毒剂进行消毒，如酸性氧化电位水、含氯制剂等。

④清洗消毒后的器械、器具和物品需要及时进行干燥处理，根据器械的材质选择合适的干燥方法，管腔类器械的腔内不应留有水迹，不应对器械、器具或物品进行自然干燥法；干燥后的器械进行检查和保养，其检查的方法包括目测法及使用带光源的放大镜进行检查，每一件器械若发现残留血渍、污渍、锈渍等，应重新处理。

⑤灭菌是杀灭或消除传播媒介上的一切微生物，包括细菌的芽孢。保证灭菌效果应遵循的基本原则是：对耐高温耐湿的器材，首选压力蒸汽灭菌，对不耐热、不耐湿的器材，可选用低温等专门灭菌设备进行灭菌；依据灭菌方法不同选择不同的包装材料，包内外的监测材料符合要求，以便于追溯。在基层医疗机构最常用的包装材料是棉布制品，故要求普通棉质材料的包装应做到一用一清洗，无污渍，用灯光检查质量，发现有破损不可使用，因为破损的材料其防微生物的屏障已经破坏。

依据排放冷空气方式和程度不同，最常用的灭菌器分为下排气式压力蒸汽灭菌器和预真空压力灭菌器两大类。预真空压力灭菌器根据一次或多次抽真空的不同，分为预真空和脉动真空两种，脉动真空因为多次抽真空，空气排出更彻底，灭菌效果更可靠。

压力蒸汽灭菌包的要求：其器械包重量不宜超过 7kg，敷料包重量不宜超过 5kg；下排气压力蒸汽灭菌包体积不宜超过 30cm×30cm×25cm，预真空压力蒸汽灭菌包体积不宜超过 30cm×30cm×50cm。

压力蒸汽灭菌器操作程序包括灭菌前准备、灭菌物品装载(严格按照装载要求分类装载，下排气压力蒸汽灭菌器中，大包宜摆于上层，小包宜摆放于下层，装载量不超过柜室容积的 80%；预真空和脉动真空压力蒸汽灭菌器不超过柜室容积的 90%；同时分别不应少于柜室容积的 10% 和 5%)、灭菌操作(按照压力灭菌器及装载物品器械进行灭菌，掌握时间、压力，密切观察运行中仪器的工作状态等)，灭菌后的无菌物品卸载(应注意有无湿包、无菌包掉落地上或放于不洁处，如有，则均应视为污染，必须重新处理)和灭菌效果监测，记录等。

⑥无菌物品的发放。对高压灭菌的器械、器具和物品，在发放过程中，应掌握"先进

先出"的原则,每日检查灭菌有效期、灭菌包质量,记录发放时间、发放物品名称、发放数量、领用科室、发放灭菌日期和发放人员签名,以便于发现问题及时追回;对于下送的转运要求,达到密闭转运,转运后的器具及时清洁处理,干燥保存在清洁区。应注意在下送过程中的手卫生。

四、清洗消毒灭菌的监测

按照 CSSD 监测管理要求,对相关设施设备、消毒灭菌产品及周围环境进行质量检测,其通用要求为,设置专门人员做好质量监测工作,定期对洗消产品、清洗剂、水质、医用润滑剂、包装材料等进行质量检测;依据厂家说明书或指导手册对医用封口机、清洗消毒器、灭菌器等开展预防性维护与保养,日常清洁与检查。

每月定期抽检 3~5 个具有代表性的灭菌包内全部物品的清洗质量,并做好有关记录。

注意,当清洗消毒设备在安装,更新、大修,更换清洗剂、改变消毒参数或装载方法时,应遵循厂家说明书或指导手册进行检测,清洗消毒质量检测合格后,方可使用。

消毒产品每季度进行监测,选择具有代表性的 3~5 件物品。

灭菌质量监测,采用物理、化学、生物监测法,监测质量符合要求。

灭菌器在新安装、移位、大修后,在进行物理、化学监测后,生物监测应空载连续监测 3 次,合格后,灭菌器方可使用。对于小型压力蒸汽灭菌器(体积小于 60L),生物监测应满载连续监测 3 次,合格后,灭菌器方可使用。预真空(脉动真空)压力蒸汽灭菌器应进行 B-D 测试,并连续监测 3 次,合格后,方可使用。

五、质量控制追溯

应建立清洗、消毒及灭菌操作过程记录,如运行参数、灭菌锅每次运行情况(灭菌日期、灭菌器编号、批次号、装载的主要物品、灭菌程序号、主要运行参数、操作员签名或代码、灭菌质量监测结果);对日常清洗、消毒和灭菌质量进行监测记录;清洗、消毒质量监测追溯资料及记录超过 6 个月,灭菌质量监测追溯资料及记录超过 3 年。

灭菌包的标识要求包括:

(1)灭菌包外应有标识,包括物品名称、检查打包者的姓名或代号、灭菌器编号、批次号、灭菌日期和失效日期,或含有上述内容的信息标识。

(2)使用者检查包外包内化学指示卡质量是否符合要求,器械的质量是否干燥、光洁;如为手术患者使用的手术包,应将包外标识存留或在手术记录单上记录。

(3)建立持续质量改进制度和措施,并建立器械召回制度。如果发生灭菌失败,特别是生物监测不合格者,应该及时组织人员展开调查,查找灭菌过程的每一个环节,查找可能失败的原因,并召回已发放的物品,若已经使用,则要密切观察患者的情况,发现问题,及时处理。如果灭菌器出现问题,应连续做 3 次生物监测,待合格后,方可正常使用。

六、医务人员的管理和职业防护

消毒供应室工作人员的管理职责重点体现在符合本院实际的岗位职责,有切实落地的可操作的操作规程，仪器设备管理注重细节，追溯管理科学有保障，外来器械管理职责明确，对应急预案各级职责落实不务虚等，以确保消毒供应室(中心)各项工作有督导、有宣教、有考核。

医务人员职业防护要求培训其对仪器设备管理，各级人员应知道如何做、怎样做、熟知性能，遵循标准预防，各区域的防护要求应有侧重，配置的设备应达标，各项操作中应防止职业暴露，特别是有喷溅发生可能时；加强手卫生、加强洗眼装置的使用，重视防水衣质量，提供充足的防护用品。

第六节　内镜室的医院感染管理

一项新的研究发现，严格的清洁操作并不能确保医疗内镜没有污染，并且许多内镜因长期反复使用而有划痕和凹痕，这可能造成患者血液、组织中细菌的滋生。

一项在《美国感染控制杂志》(American Journal of Infection Control)上发表的为期7个月的研究发现，20个胃镜和结肠镜检查中有12个检测出细菌生长呈阳性，即使已使用现行的指南进行清洁消毒或其他附加措施。此外，17个内镜因为损伤(划伤、凹痕等)返厂维修，内镜末端有多个划痕和凹痕，这些划痕和凹痕会造成组织残留在通道内部。

研究人员称，医生和医疗机构管理人员必须足够重视这一问题，患者有权利要求其使用的内镜是干净和安全的。

自2015年起，美国相关部门已经开始调查多起由于内镜所造成的"超级细菌"暴发，多数调查结果显示是由于十二指肠镜的使用所导致的。

因此，不难看出，内镜中如果出现深色和变色部分，则有可能生物膜已经形成，而形成的生物膜有黏性，很难被清洗掉，所以，内镜的清洗消毒及灭菌不合格，可导致内镜相关感染的发生。

我国卫生计生委于2004年颁布了《内镜清洗消毒技术操作规范》，为规范内镜的清洗、消毒操作提供指导性帮助，对预防和控制内镜相关感染提供法律依据。

2016年12月，国家卫生计生委颁布《软式内镜清洗消毒技术规范》，本标准的发布为内镜室的医院感染防控做出更进一步的指引，规定了软式内镜的清洗、消毒管理要求、布局及设施设备要求，清洗消毒操作和监测要求及记录。

一、概念

软式内镜是指用于诊断、治疗和可弯曲的内镜。

二、各级职责

作为医院感染管理的重要部门，要有团队的协助才能取得更好的工作成绩，所以，内镜室的工作人员及职能部门的工作人员(护理部、院内感染控制办公室、人力资源部、后勤及设备部门)应各司其职，切实把内镜室的质量工作抓好。同时，医院将内镜室的消毒工作纳入医院医疗质量管理，制定相关工作制度、流程，落实岗位培训，新建改建维修工作，提出合理化建议和意见；设专人对各类设备定期进行维护和保养，以保证质量。

三、内镜操作引发的感染

内镜引起医院感染常见的病原菌主要有肠球菌、表皮葡萄球菌和大肠埃希菌等，因此，当受检者合并恶性肿瘤、糖尿病、尿毒症、机体免疫功能低下等时，更容易发生内镜相关感染，如常见的有肺部感染(由支气管镜操作引发)，胆道感染(接受内镜检查时，常见于胆道堵塞原有胆道感染者)，血流感染及手术部位的感染(两者多由于操作不当，造成组织损伤造成)。

四、内镜感染管理的基本要求

制定完善的工作制度、医院感染防控措施和操作规程并严格执行，消毒隔离制度应符合实际的工作并努力达到《软式内镜清洗消毒技术规范》的要求，作为内镜室的管理人员，不但要加强自身工作能力，同时对内镜室的主要工作开展如下管理：

(1)建立健全岗位职责，规范清洗消毒操作工作流程，制定设备设施管理制度、消毒监测制度、继续教育制度和职业安全制度，并严格履行，定期对有关制度的落实情况开展自查自纠。

(2)应有相对固定的人员负责内镜的清洗、消毒和转运工作，负责对质量的监管。

(3)定期进行培训教育，依据管理的薄弱环节，加强有关知识的再学习。

(4)在清洗、消毒工作中，严格操作流程，定期或不定期开展清洗质量的督查，院感专职人员宜相对固定，可以对内镜室的各类工作开展督查指导。

(5)建筑布局合理，符合洁污分开原则，建筑面积应和本医疗机构的规模和功能相匹配，内镜清洗消毒应当与内镜的诊疗工作分开进行，分设单独的清洗消毒室和内镜诊疗室，清洗消毒室应当保证通风良好。不同系统的诊疗工作应分室进行，不能分室进行的，应当分时段进行；不同系统内镜的清洗消毒设备应当分开(如呼吸系统、消化系统等)。

五、职业防护要求

在进行内镜清洗、消毒工作中，执行清洗消毒操作的工作人员在对内镜进行清洗和消毒时，应当穿戴必要的防护用品，包括工作服、防渗透围裙、口罩、帽子、手套、防护面屏或防护眼镜等，在流动水下位操作，避免在上位操作，造成水花喷溅而污染工作人员。

六、内镜的清洗消毒要求

(1)清洗方式包括内镜清洗消毒机清洗和手工清洗。内镜清洗消毒机应资质齐全，具备清洗、消毒、漂洗、自身消毒功能，同时具备测漏、水过滤、干燥、数据打印等功能；手工清洗时应具备基本的清洗消毒设备，包括清洗槽、漂洗槽、消毒槽、终末漂洗槽，以及全管道灌流器(宜配备动力泵)、内镜专用刷、压力水枪及压力气枪、超声波清洗器等。

(2)对水质的要求：应有自来水、纯化水、无菌水，自来水的水质要求应符合

BG5749 的规定，纯化水的水质要求应符合 GB5749 的规定，并应保证细菌总数 ≤10cfu/100mL。无菌水是经过灭菌工艺处理的水，在可疑医院感染时，可对无菌水及纯化水进行必要的微生物学检测，以便于查找原因，加以防范。

（3）在用内镜清洗消毒机时，应先做好第一步的手工清洗。清洗后的内镜所采用的消毒液(灭菌液)应符合有关要求，资质齐全，并参照产品说明书做好日监测、消毒或灭菌。常用消毒液包括复方含氯消毒液、酸性氧化电位水，邻苯二甲醛等。灭菌剂应对内镜的腐蚀性小，减少内镜的损耗，保障使用质量。

（4）结核杆菌等特殊感染患者使用后的内镜，应延长浸泡消毒时间；次日使用的内镜，应重新进行消毒处理。

（5）活检钳、导丝等附件，必须一人一用一灭菌。

（6）不同消毒液有不同的监测要求，应严格执行监测、登记，按照要求时限使用消毒液。每季度应对染菌量进行监测；内镜消毒质量的监测，应遵循每季度进行生物学监测，监测采用轮换检测，每次按照 25% 比例抽检，消毒合格标准为细菌总数 ≤20cfu/件。当怀疑医院感染与内镜有关时，应进行致病微生物检测；手卫生及环境消毒质量监测应每季度进行一次。监测记录应具有可追溯性，消毒剂质量检测结果记录保存期 ≥6 个月，消毒灭菌质量及有关监测资料保存不少于 3 年。

（7）每日工作结束后，清洗槽、酶洗槽等，在清洁基础上，用消毒液(如含氯消毒液等)擦拭消毒，防止在使用中各环节清洗不到位造成的潜在污染、交叉感染或清洗失败。清洗刷一用一消毒，悬挂晾干；使用后的内镜储存于镜室内，镜体应悬挂，弯角固定钮应置于自由位，避免损害内镜。

按照 WS507—2016 软式内镜清洗消毒技术规范要求，内镜的清洗消毒应遵循如图 8.1 所示流程。

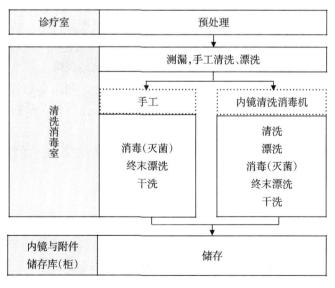

图 8.1

不论是手工清洗，还是用内镜清洗消毒机清洗，操作的方法、注意事项及有关要求均应符合内镜管理的最新规定。内镜使用后宜每天清洗前进行测漏。

(8)内镜室不同人员要按照表8-1中要求进行着装。

表8-1 　　　　　　　　　　　　　　**着 装 要 求**

区域	防 护 着 装						
	工作服	手术帽	口罩	手套	护目镜或面罩	防水围裙或防水隔离衣	专用鞋
诊疗室	✓	✓	✓	✓	△		
清洗消毒室	✓	✓	✓	✓	✓	✓	✓

注：✓应使用，△宜使用。

各级人员应在工作中自觉遵守手卫生管理，提高手卫生依从性，加强职业安全教育，做好职业防护。

(9)每日开诊前，做好环境卫生的处理，每日各类医疗废物、生活垃圾严格按照要求分类，分容器装运，做到标识明确。

第七节　血液透析中心(室)的医院感染管理

一、概述

为进一步完善医疗服务体系，推进区域医疗资源共享，原《国家卫生计生委关于印发血液透析中心基本标准和管理规范(试行)的通知》(国卫医发〔2016〕67号)要求，各级卫生计生行政部门要将血液透析中心统一纳入当地医疗质量控制体系，认真组织开展医疗质量管理与控制工作，确保医疗质量与医疗安全。加强对血液透析中心(室)的医院感染管理，严格落实医院感染管理相关规范与制度，降低医院感染风险。

血液透析(HI)，简称血透，是血液净化技术的一种。利用半透膜原理，通过扩散、对流体内各种有害以及多余的代谢废物和过多的电解质移出体外，达到净化血液、纠正水电解质及酸碱平衡的目的。

近年来，血液透析患者日益增多，因此，加强医院感染防控，做好早期的预防工作，对减少感染的发生，保障患者安全有积极的意义。

二、管理要求

针对血液透析中心(室)的管理，医院感染防控要求主要包括内容如下：

(1)严格执行国家法律法规，按照医院的实际情况制定切实可行的医院感染防控制度和流程，建立岗位职责、技术操作、消毒隔离、各类质量监控制度，职业安全防护及应急预案，并定期开展演练。

(2)医务人员严格执行标准预防,加强职业安全及有关医院感染知识的培训和教育。

(3)限制出入人员,进入血液透析中心(室)必须按规定着装,减少室内污染的概率。

(4)职能部门应定期对血液透析室的工作进行质量管理督查,发现问题及时处理,做到持续质量改进。

三、医院感染防控管理

(一)基本房屋和设施要求

(1)医疗用房使用面积不少于总面积的 75%,每个血液透析单元由一台血液透析机和一张透析床(椅)组成,使用面积不少于 3.2 平方米;血液透析床(椅)间距能满足医疗救治及医院感染控制的需要,不少于 1 米。

(2)水处理间的使用面积不少于水处理机占地面积 1.5 倍。

(3)治疗室等其他区域面积和设施能够满足正常工作的需要。

(4)设置医疗废物暂存处,配备污物和污水处理设施和设备,满足污物和污水的消毒和无害化的要求。

(二)分区布局

(1)血液透析功能区,布局和流程应当满足工作需要,符合医院感染控制要求,区分清洁区和污染区。具备相应的工作区,包括普通血液透析治疗区、隔离血液透析治疗区、水处理间、治疗室、候诊区、接诊区、储存室、污物处理区(需具备独立的垃圾通道)和医务人员办公区等基本功能区域。开展透析器复用的,还应当设置复用间。保持室内清洁、干燥、通风、安静,普通病人血液净化室、隔离病人血液净化室、治疗室、水处理间、配液室、库房、病人休息室等分开设置。隔离病人血液净化设备和使用物品应有标识,宜单独使用,并做好清洗消毒处理。

(2)辅助功能区及管理区,部门设置能满足工作需要。

(3)基本管理做到:

①制定各项规章制度及工作流程,规章制度至少包括:透析液和透析用水质量监测制度,医院感染管理和报告制度,消毒隔离、传染病和医院感染报告制度,医务人员职业安全防护管理制度,一次性医疗器具管理制度,手卫生、医疗废物管理制度,突发事件的应急预案。工作人员必须参加对各项规章制度、岗位职责、流程规范的学习和培训,并有记录。

②工作人员进入和离开透析室以及接触患者前后要严格认真洗手,操作时穿隔离衣、戴口罩、帽子、手套,对每一个病人操作后应更换一次手套,洗手或手消毒。

③采用符合要求的消毒产品,定期对水路和血透管路进行消毒处理;每次透析后,用符合要求的消毒液擦拭机器表面,血液透析机每透析一人次后,按厂家要求选择热化学消毒剂进行消毒后,再连续第二个病人透析;急诊病人应专机透析。

④对工作人员的职业安全防护和健康管理提供指导;对透析患者常规透析前应检测肝炎病毒,透析期间应定期(每 6 个月)对透析患者复查肝炎病毒、检测肝功(ALT/AST),

加强对肝炎病毒阳性透析者的管理；进行梅毒螺旋体及 HIV 感染的相关检查；乙型肝炎病毒、丙型肝炎病毒、梅毒螺旋体、艾滋病病毒感染以及其他特定传染病患者应当分别在隔离血液透析治疗间或者隔离血液透析治疗区进行专机血液透析，所用透析器、血管通路系统应一次性使用；治疗间/治疗区、血液透析机、护理人员及相关治疗物品不能混用。

⑤对重点环节和影响医疗质量与安全的高危因素进行监测分析和反馈，提出预防与控制措施；应当按照《医院感染管理办法》，严格执行医疗器械、器具的消毒，进入患者组织、无菌器官的医疗器械、器具和物品必须达到灭菌水平；接触患者皮肤、黏膜的医疗器械、器具和物品必须达到消毒水平；各种用于注射、穿刺、采血等有创操作的医疗器具必须采用一次性耗材。独立血液透析中心使用的消毒药械、一次性医疗器械和器具应当符合国家有关规定，如严格执行无菌操作技术；抽血、静脉穿刺时，医护人员应洗手或手消毒，戴手套、口罩、帽子，违反无菌技术原则，造成意外的，应追究责任。

⑥透析用一次性医疗物品，认真执行一次性医疗物品的使用规定，使用前检查物品的有效期及外包装的完整性，使用后装入有黄色警示标识的垃圾袋，集中处理。一次性使用的医疗器械、器具不得重复使用。

⑦严格控制透析用水各环节的污染，输水管道、水处理系统每月消毒。

⑧有针对性做好环境卫生的保洁管理，每次透析结束后，应当对透析单元内透析机等设备设施表面、物品表面进行擦拭消毒，对透析机进行有效的水路消毒，对透析单元地面进行清洁，地面有血液、体液及分泌物污染时，使用消毒液擦拭；宜执行一人一单一枕一被制度。

⑨按照标准要求加强环境卫生学监测，包括：每月对空气、物体表面、医务人员手、透析液及反渗水、使用中的消毒剂进行监测，监测不合格时，进行原因分析及提出整改措施，每季度对内毒素进行监测，每半年对化学污染物进行监测，应有原始结果和记录。

⑩对复用透析患者的用品，严格按照复用透析要求执行。严格医疗废物管理，做好分类、包装和转运，登记资料保存 3 年(对一次性使用的 A、B 液容器，应交由有资质的废品回收公司处理)。

第八节　产房及母婴同室的医院感染管理

一、产房管理

每一所医院的产房都担负着母子生命安全的责任，在产妇从分娩到出院的整个过程中体现质量管理和医院感染防控的落实，对产妇和新生儿的健康具有积极作用。

(一)产房建筑布局

(1)产房、待产室无菌区、清洁区、污染区严格划分，标识清楚，布局合理。母婴同室应与产房相邻区，周围环境应清洁、安静、采光好，且相对独立。

(2)一个分娩室内宜设置一张产床，每张产床使用面积不少于 16 平方米；设隔离待产室和分娩室；母婴同室内每张产妇床位的使用面积不应少于 5.5~6.5 平方米。

(3)产房的温湿度适宜，温度应保持在 22~24℃，湿度以 60%~65% 为宜，室内应空气清新、无污染。

(二)产房人员管理

(1)产房工作人员严格执行无菌技术操作,认真执行手卫生,熟知常用的消毒灭菌方法,并认真按照工作流程开展工作。

(2)工作人员进入产房,应按照要求着装,更衣换鞋,离开时脱去专用着装和鞋;产妇应更换专用着装和鞋。

(3)限制或减少分娩过程的人员数量,保持安全、整洁的分娩环境;分娩操作中注意加强职业安全防护。

(4)各种检查、护理及接产操作应按清洁伤口、感染伤口依次进行消毒,特殊感染伤口就地严格消毒,处理后进行严格终末消毒。

(三)产房分娩用品及相关物品的管理

(1)无菌物品和非无菌物品分开放置,按照有效期先后顺序摆放,定期检查。

(2)每一产床使用后应更换床单等床上用品,清洗消毒后备用。

(3)室内包括体温计、血压计、吸氧装置、吸引瓶、吸引管等一用一清洁或消毒,氧气湿化瓶内使用无菌水或使用一次性吸氧装置。

(四)医院感染防控

(1)产妇分娩时,严格执行外科手消毒;使用的器械应高压灭菌后使用;新生儿分娩后,及时清理口腔中的分泌物和上呼吸道内的吸入物,防止处理不及时造成吸入性肺炎。

(2)产妇如需要插尿管,应按照导尿管插管的要求进行操作,做好消毒和无菌包的质量检查,插管动作轻柔,避免损伤尿道。

(3)对会阴侧切的产妇,应做好手术后的护理,观察侧切伤口的愈合情况,必要时采集标本送病原学检查以指导治疗。

(4)加强对隔离产房的管理,尤其是做好隔离防护,对废弃物严格按照要求分类管理,及时转运。

二、母婴同室医院感染管理

母婴同室对母亲的身体健康和婴儿的生长发育均十分有利,但也存在不足,其原因在于,母婴同住一室,探视陪护人员多,宜造成室内空气质量污染及可能的疾病传播,对处于抵抗力较低的母婴而言,面临造成医院感染的危险。

三、母婴同室管理基本要求

(1)房间宽敞明亮,通风条件好,房间每床使用面积≥5.5~6.5平方米,每一婴儿1张床,占地面积不少于0.5~1平方米。

(2)母婴一方有感染性疾病时,患病母婴应及时与其他正常母婴隔离,产妇在传染病急性期应暂停哺乳。

（3）哺乳前，产妇应洗手、清洁乳头。哺乳用具一婴一用一消毒，隔离婴儿用具单独使用，双消毒。

（4）婴儿用眼药水、扑粉、油膏、淋浴液、浴巾、治疗用品等，应专婴专用，避免交叉使用。遇有暴发流行时，应严格执行分组护理的隔离技术。

（5）严格探视制度，探视者应着清洁服，洗手后方可接触婴儿。在感染性疾病流行期间，禁止探视；患有皮肤化脓及其他传染性疾病的工作人员，应暂时停止与婴儿接触。

（6）母婴出院后，其床单元、暖箱、蓝光箱、辐射台等应彻底清洁、消毒。

四、新生儿的院感防护

（1）新生儿病房（室）应相对独立，布局合理，分新生儿病室、新生儿重症监护室（NICU）、隔离室、沐浴室、治疗室等，严格管理。

（2）负责新生儿洗澡的护士，应更换清洁衣服，不戴戒指、手链，操作前严格执行手卫生。

（3）早产儿暖箱和湿化器必须每日消毒，用毕终末消毒，干燥保存；湿化液每日更换无菌水；磅秤上的消毒巾做到一婴一用一更换，用后清洗灭菌备用。

（4）病房（室）入口处应设置洗手设施和更衣室，工作人员入室前应严格洗手、消毒、更衣。

（5）新生儿室每张床位占地面积不少于3平方米，床间距不少于90厘米，NICU每张床占地面积不少于一般新生儿床位的2倍。

（6）新生儿床、暖箱、蓝光箱、辐射台等物体表面每天用消毒后的专用抹布湿擦一次，用后清洗消毒。

五、环境卫生学的监测

医院感染环境监测每季度一次，如疑有医院感染暴发则随时监测，监测结果记录可追溯，不合格时，应有原因分析及改进措施。

第九节　治疗室、换药室的医院感染管理

治疗室、换药室作为医院治疗的重要场所，其医院感染防控的落实十分重要，应加强管理，保障日常工作中的质量安全。治疗室、换药室基本的医院感染防控要求如下：

（1）坚持每日清洁、消毒，地面湿式清扫，在配置药品或换药半小时前停止打扫卫生。

（2）室内布局合理，清洁区、污染区分区明确，有明显标志。

（3）治疗室、换药室、注射室等操作室空气消毒每日两次，消毒时间大于30分钟，并做记录。空气消毒设备应保持清洁。

（4）无菌物品按灭菌日期依次放入专柜，过期物品应重新灭菌。

(5)医护人员进入室内,应衣帽整洁,严格执行无菌操作规程。

(6)使用一次性医疗用品前,应检查包装有无破损、是否失效、产品有无不洁净等,发现异常,及时报告设备科,不得私自处理。使用时如发现热原反应、感染或其他异常情况,应立即停止使用,留取样本送检,按规定详细记录,并及时报告药剂科、设备科、医院感控科。

(7)注射时做到一人一针一管,一用一洗手或手消毒。一次性医疗用品不得重复使用。

(8)抽出的药液、开启的静脉输入用无菌液体须注明时间,超过 2 小时后不得使用;启封抽吸的各种溶媒超过 24 小时后不得使用。

(9)使用中碘伏、酒精等消毒液密闭保存,一次性小包装碘伏使用时间≤7 天。

(10)各种治疗、护理及换药操作应按清洁伤口、感染伤口、隔离伤口依次进行。特殊感染伤口,如炭疽、气性坏疽、破伤风等,应就地(诊室或病室)严格隔离,处置后应严格执行终末消毒,不得进入换药室;感染性敷料应放在黄色防渗漏的医疗废物袋内交专人处理。

(11)无菌持物镊罐干罐保存,每 4 小时更换一次。

(12)对使用中的含氯消毒剂,每日配制,并进行浓度监测,并做好记录。

(13)严格标准预防原则,做好职业防护。

(14)医疗废物、生活垃圾严格分类包装、有效封口、分容器装运,外贴警示标识,项目填写齐全;存放时间不超过 48 小时;科室与收集人员须当面进行交接登记。

第十节　口腔科(牙科)的医院感染管理

一、概述

口腔科作为医院感染管理的重点部门,其防控措施的有效落实,对患者及医务人员均有十分重要的意义。2016 年 12 月,原国家卫生计生委颁布了《口腔器械消毒灭菌技术操作规范》,规定口腔器械的消毒灭菌管理要求、基本原则、操作流程、灭菌监测、灭菌物品放行和储存要求,为加强口腔科医院感染管理提供了直接执行管理的依据。

众所周知,口腔环境,自婴儿开始就有各种微生物定植,目前已经鉴定的微生物多达400 余种,所以,几乎所有的口腔操作都是在有菌的环境中进行,因此感染防控重点在于防控患者与患者,医务人员和患者之间的交叉感染,以及职业暴露,执行操作时,各环节都要严格落实防控措施。

二、基本感念

口腔器械是指用于预防、诊断、治疗口腔疾患和口腔保健的可重复使用器械、器具和物品。口腔器械按照使用不同及操作中的危险程度不同,分为高度危险口腔器械、中度危险口腔器械和低度危险口腔器械。

(1)高度危险口腔器械是指穿透软组织,接触骨,进入或接触血液或其他无菌组织的口腔器械。

(2)中度危险口腔器械是指与完整黏膜相接触，不进入人体无菌组织、器官和血流，也不接触破损皮肤、破损黏膜的口腔器械。

(3)低度危险口腔器械是指不接触患者口腔或间接接触患者口腔，参与患者口腔诊疗服务，虽然有微生物污染，但一般情况下无害，只有受到一定量病原微生物污染时才造成危害的口腔器械。

三、口腔科管理的基本要求

(1)应制定与医院感染相关的各项工作制度和操作流程，医务人员应掌握口腔诊疗器械消毒及个人防护等医院感染预防与控制知识，遵循标准预防的原则，严格遵守医院感染规章制度。

(2)严格执行手卫生，提高手卫生依从性，操作前后应严格洗手或者手消毒，每治疗一个患者，更换手套后，必须洗手或手消毒。

(3)医务人员进行口腔诊疗操作时，应戴口罩、帽子，可能出现病人血液、体液喷溅时，应戴护目镜，做好职业安全防护。

(4)口腔诊疗区域内应保证环境整洁，每日对口腔诊疗、清洗、消毒区域进行清洁、消毒；口腔诊疗室在日常操作中可能产生大量气溶胶及粉尘，对空气造成污染，因此，每日定时通风、用静电吸附式空气消毒器(有人环境下使用的设备)等消毒净化设备进行处理，以解决空气污染问题。对环境物体表面，尤其是手接触频繁的表面，如诊疗椅、诊疗台等，定期做好清洁和消毒工作，如污染，应随时清洁、消毒，每周对环境进行一次彻底的清洁、消毒。

四、口腔器械的管理

口腔器械应设立独立的器械处理区，配备专业工作人员，并严格执行培训及考核后上岗。各类器械的管理应达到如下要求：

(1)使用的诊疗器械应与工作量和接诊范围相匹配，按照分类原则，进入患者口腔内的所有诊疗器械，必须达到一人一用一消毒或者灭菌。具体要求如下：

①高度危险的各类口腔诊疗器械，包括拔牙器械、牙周器械、根管器械、手术器械及其他相关器械，使用前必须达到灭菌。

②中度危险的口腔诊疗器械，包括检查器械、正畸器械、修复用器械和各类充填器等，使用前必须达到灭菌或高水平消毒。

③低度危险性口腔器械，包括各类用于辅助治疗的漱口杯、卡尺、牙锤、橡皮调拌碗等，使用前必须达到中水平或低水平消毒。

④凡接触患者体液、血液的修复、正畸模型等物品，均送技工室，操作前应选用消毒液进行消毒。

(2)对口腔诊疗器械进行清洗、消毒或者灭菌的工作人员，严格执行口腔器械的清洗流程，做好回收、分类、清洗、消毒、干燥、检查与保养、包装、灭菌工作；带电源系统、精密复杂口腔器械须用加酶清洗液清洗，复杂的医疗器械宜采用手工刷洗或者使用专用机械清洗设备进行清洗，确保器械清洗、消毒或灭菌质量。负责消毒的人员应当对口腔诊疗器械消毒与灭菌的效果进行监测，至少每一季度对直接消毒后的物品进行抽检一次，抽检结果符合要求；灭菌监测要求遵循 WS 301.3—2016 有关规定。

(3)口腔诊疗器械清洗后应当进行维护和保养，对牙科手机和特殊的口腔器械注入适量专用润滑剂，并检查器械的使用性能后压口封装。纸塑包装袋应封闭完整，密封宽度≥6mm，包内器械距离包装袋封口处≥2.5cm。检查包装质量无误后进行消毒或灭菌(表8-2)。

表8-2 包装材料无菌有效期

包装类型	纺织材料和牙科器械盒	一次性纸袋	一次性皱纹纸和医用无纺布	一次性纸塑袋
有效期(天)	7	30	180	180

裸露灭菌和一般容器包装的高危口腔器械灭菌后应立即使用，最长不超过 4 小时。

中低度危险口腔器械消毒或灭菌后置于清洁干燥的容器内保存，保存时间不宜超过 7 天。管理人员应加大管理，避免意外的发生。

(4)牙科综合治疗台与其配套设施及修复操作台等，应在每日工作结束后，进行全面清洁、消毒；痰盂、操作台等，如遇污染，应及时清洁、消毒。每次治疗开始前和结束后，应及时踩脚闸冲洗管腔 30 秒，以减少回吸污染。

五、口腔治疗用水的感染防控

口腔治疗用水按照不同的使用途径，可分为漱口水、高速转动牙科机头用水、种植牙用水、超声洁牙用水和三用枪用水。依据其危害程度，又可将口腔诊疗用水分为无菌水和非无菌水。无菌水主要用于种植牙，使用机器设备辅助拔牙；非无菌水主要用于牙科综合治疗台，如牙体预备，牙科手机的冷却降温等；非无菌水的卫生要求符合生活饮用水标准，细菌总数≤100cfu/mL。

牙科综合治疗台供水可以选择软化水加消毒装置或使用冷却沸水，以减少牙科水系统的生物膜形成。

牙科综合治疗台水系统去污措施包括：

(1)依据产品说明书，检查重要参数。

(2)用消毒设备对水系统进行消毒，消毒设备对牙科设备无腐蚀，其消毒设备需要卫生行政部门的批复。

(3)牙科综合治疗台输送水设备应安装防回吸阀，并做好防回吸阀的日常维护。

(4)不带有传动装置：每天工作开始前，对各出水点放水冲洗 1~2 分钟，以减少水静止状态下的微生物数量。

(5)带有传动装置：治疗患者前，应排水、排气数秒，目的是排出器械内多余的油，以免带入患者口中；每一患者在治疗结束后，应冲洗 30 秒，把回吸的污物充分排出。

（6）对有独立设置储水设备的，应定期更换储水罐内的水，并应对储水罐进行彻底的清洁、消毒。

六、其他院感防控措施落实

X 线拍摄：针对口内的拍片时，工作人员应戴手套，对每一位患者应更换手套，摘除手套后及时做好手卫生，避免交叉感染的发生。

口腔吸引器：在应用时，应特别注意吸引器的放置位置，因为吸引器位置高于患者口腔吸引部位，污物在重力的作用下会倒流到患者口腔内。

印模：应依据印模的质量材质选择处理方法（见表 8-3、表 8-4）。

表 8-3　　　　　　　　　　　　　　　**小型灭菌器灭菌周期**

灭菌器周期	灭菌负载范围
B 类灭菌周期	用于所有包装的和无包装的实心负载，A 类空腔负载和多孔渗透负载的灭菌
N 类灭菌周期	用于无包装的实心负载的灭菌
S 类灭菌周期	用于制造商规定的特殊灭菌物品，包括无包装实心负载和至少以下一种情况：多孔渗透性物品、小量多孔渗透性条状物、A 类空腔负载、B 类空腔负载、单层包装物品和多层包装物品

注：N 类灭菌周期不能用于牙科手机等管腔类器械的灭菌；
S 类灭菌周期应有生产厂家或供应商提供可灭菌口腔器械的类型、灭菌验证方法。

表 8-4　　　　　　　　　　　　　　　**小型灭菌器灭菌参数**

温度（℃）	最短灭菌时间（min）	相对压力（kPa）
121	15	103.6
132	4	185.4
134	3	202.8

注：相对压力一般指表压，是测量系统相对于大气压的压力值。

第十一节　急诊科的医院感染管理

急诊科是医院接诊、抢救急症患者的窗口及转运站，担负着极其重要的医疗任务。因进入急诊科救治的患者大多病情重又复杂，且部分患者病情诊断尚未明确，再加涉及较多侵入性诊断与治疗操作，以及开放式管理，人员流动性大而难以监控，故极易导致环境污染，是医院感染暴发流行的重要环节，所以，做好急诊科感染预防控制措施是十分必要的。

一、急诊科感染隐患

急诊科医院感染隐患有许多，如空气污染和物体表面污染，表现在由于不同患者病情各异、病种复杂，一些急慢性传染病及病原携带者常混杂其中，通过讲话、咳嗽、喷嚏或人员走动、物品传递导致气流流动，从而污染空气；患者的血液、体液、尿液、呕吐物溅落地面，从而污染环境，加之患者的年龄、文化程度、社会背景不尽相同，卫生习惯参差不齐，可能会乱扔垃圾，随地吐痰，随处放置物品，保洁未做到及时清洁、消毒，易引发医院交叉感染。出于急诊科管理的特殊性，由于急诊科实施是开放式管理，人员流动性大而难以监控，虽然贴有标识，由于患者病情重、陪护人多，家属往往表现为惊慌失措，根本顾不上清洁区、半污染区、污染区之分，随便出入。因此，加强急诊科医院感染管理，是保障急诊病人安全的必要举措。

二、标准预防

标准预防是：认为病人的血液、体液、分泌物、排泄物均具有传染性，须进行隔离，不论是否有明显的血迹污染或是否接触非完整的皮肤与黏膜，接触上述物质者，必须采取防护措施。

在标准预防的基础上，根据疾病的主要传播途径，采取额外的隔离措施，包括空气隔离、飞沫隔离和接触隔离。

接诊患者的流程：接诊→挂号→依据患者病情不同→采取不同的处理措施→留观、住院或转出。

三、医院感染的防控措施

(1)布局合理，流程符合卫生学要求。急诊与普通门诊、儿科门诊分开，设单独出入口和功能用房。

(2)在实施标准预防的基础上，根据门诊病人就医特点以及疾病不同的传播途径，采取相应的消毒隔离措施。

(3)严格遵照预检、分诊制度，发现传染病人或疑似传染病患者，引导至感染性疾病门诊就诊，并做好必要的隔离和消毒。

(4)严格手卫生，每个诊室设置流动水洗手设施、洗手图示，配备清洁剂、干手纸巾、速干手消毒剂。医务人员诊疗时，每接触一个病人前后均应使用速干手消毒剂消毒双手，当手部有明显血渍、污渍污染时，应严格洗手，洗手时间不少于1分钟。

(5)物品管理符合要求，做到病人使用的吸氧装置、雾化吸入器、氧气湿化瓶、呼吸机管路等一人一用一消毒。湿化瓶应每日更换湿化液。呼吸机的螺纹管、湿化器以及接头、活瓣通气阀等可拆卸部分应定期清洁和使用消毒液浸泡消毒；与病人皮肤直接接触的诊疗用品要一人一用一消毒，如听诊器，每次用后擦拭消毒；血压计袖带保持清洁，如遇污染，及时清洁及消毒。

(6)所有急救器材必须在灭菌有效期内使用,各种无菌包及无菌容器应由专人负责定期灭菌或更换。复用器械物品做到一人一用一消毒或灭菌。

(7)加强无菌技术管理和职业安全防护,医务人员在诊疗过程中必须严格执行无菌操作规程,并依据不同接诊患者情况做好自我防护。

(8)加强保洁管理,各诊室应定时通风,诊疗桌、诊疗椅、诊疗床等每天清洁,被血液、体液污染后,应及时进行擦拭消毒处理。

(9)执行医疗废物管理制度,各类医疗废物、生活垃圾严格按照要求分类,分容器装运,标识明确。

(10)严格执行陪护及探视制度,防止院内交叉感染。

第十二节 临床实验室(检验科)的医院感染管理

临床实验室(检验科)是实验室诊断及科研工作的特殊场所,是医疗机构病原体最集中区域。在临床实验室内,每天接触并处理大量来自病人各种不同类型的实验标本,在此过程中,会产生含有大量的细菌、病毒等病原微生物的废液和废物,对实验室工作人员及周围环境具有潜在危害,较易造成自身感染或交叉污染,引起医院内感染,导致疾病的流行,危及广大群众的健康和生命安全。临床实验室医院感染管理是医疗质量管理的重要组成部分,其工作的核心是实验室生物安全管理。

实验室生物安全管理的组织管理要求如下:

(1)落实《病原微生物实验室生物安全管理条例》《医疗机构临床实验室管理办法》等有关规定。

(2)特殊检验项目专业技术人员持证上岗,检验科主任符合任职资格要求。

(3)临床检验实验室集中设置,统一管理,资源共享。

(4)临床检验实验室布局与流程安全、合理,符合医院感染控制和生物安全要求。

(5)由经过培训合格的专业技术人员负责检验和解释检验结果。

除了上述管理措施外,临床实验室各项操作都应遵守标准化的操作规程,制定严格的规章制度并遵照执行。

(1)工作人员须穿工作服,戴工作帽,必要时穿隔离衣,戴手套、口罩、护目镜等个人防护装备。

(2)使用合格的一次性检验用品,用后进行无害化处理。

(3)严格执行无菌技术操作规程,静脉采血必须一人一针一管一巾一带;微量采血应做到一人一针一管一片;对每位病人操作前,洗手或手消毒。

(4)无菌物品,如棉签、棉球、纱布等应在有效期内使用,开启后使用时间不得超过24小时。使用后的废弃物品,应及时进行无害化处理,不得随意丢弃。

(5)签收过的标本应置于污染区操作台上的样品架上,不得随意摆放。各种试剂和化学品均应贴有标签,定位放置。任何测试用的样品和试剂不宜置于桌面或架子的边沿,以防滑落破损,污染环境。一旦污染,先在污染区外周围开始处理,逐渐向中心消毒。

(6)各种器具应及时消毒、清洗;各种废弃标本应分类处理(焚烧、入污水池、消毒或灭菌);所有被污染的针头、刀片、碎玻璃、采血管等利器必须放在一次性锐器盒中统一处理。微生物室的各种废弃标本应经高压蒸汽灭菌处理后转运出实验室再做处理。

(7)有条件的医疗机构由临床科室自己打印检验报告单。如检验科发放报告单,应消毒后再发。

(8)手卫生要求:

①处理生物危害性材料时,必须戴合适的手套。但是这并不能代替实验室人员经常地、彻底地洗手。处理完生物危害性材料和动物后,以及离开实验室前,均必须遵循手卫生原则。推荐使用脚控或肘控水龙头。如果没有条件彻底洗手或洗手不方便,应该用75%酒精擦手以清除双手的轻度污染。

②离开实验室之前,脱掉工作服后,应进行手的清洗。离开生物安全实验室时,脱防护服前,用流水及肥皂冲洗手一次,脱防护服后,再次用流水及肥皂冲洗手,每次冲洗1分钟左右。

③消毒可使用 0.3%~0.5%碘伏消毒液或速干手消毒剂,如洗必泰、新洁尔灭、75%医用酒精或 60%的异丙醇等 3~5ml,于手指、手掌、手背揉搓 1~3 分钟。

(9)各种消毒液现配现用,每天监测浓度,有记录。

(10)加强实验室内空气的消毒。应保持室内清洁卫生,加强开窗通风,自然通风换气,机械通风每小时换气 10~15 次。每天对空气用臭氧消毒机或紫外线灯进行常规消毒。

(11)实验室、办公室等场所地面要湿式拖扫,禁止干拖干扫。拖把专用,污染区和清洁区不得混用。使用后,清洗巾用消毒液浸泡 30 分钟,再用水清洗干净,悬挂晾干,最好放在阳光下暴晒后备用。

(12)物体表面的消毒要求:

①实验台面、桌子、椅子、凳子、床头柜、门把手、实验记录夹等可用有效氯为300~500mg/L 的含氯消毒剂擦拭,消毒作用时间遵循产品说明书。

②在进行各种检验时,应避免污染;若实验台面被传染性标本污染,如传染性标本和培养物外溢、溅泼或容器打碎,洒落于表面,应立即用 0.2%~0.5%过氧乙酸喷洒或有效氯为 1000~2000mg/L 的含氯消毒剂喷洒覆盖于污染表面,使消毒剂浸没污染物,保持30~60 分钟,防止扩散,消毒后再处理。

(13)菌株、毒株按《中华人民共和国传染病防治法》《病原微生物实验室生物安全管理条例》《可感染人类的高致病性病原微生物菌种、毒株管理规定》等法律法规的规定执行。

(14)如有实验动物,应严格管理,防止逃逸或造成人与实验动物的交叉感染;实验后,动物必须焚化或进行无害化处理。

(李　朋　张　玉　张　焱　赵　敏　陈振新　任红艳　宋丽秀　彭　昕　张　晓　李　静)

第九章　医疗机构的隔离防护技术

第一节　概　　述

隔离，即采用各种方法、技术，防止病原体从患者及携带者传播给他人。

隔离技术是将传染源传播者和高度易感人群安置在指定地点和特殊环境中，暂时避免和周围人群接触的技术方法。对传染病人采取传染源隔离，切断传染途径；对易感人群采取保护性隔离。

一、隔离的种类

(一)严密隔离

传染性强、死亡率高的传染病应严密隔离，尤其适用于经飞沫，分泌物，排泄物直接或间接传播的烈性传染病，如鼠疫，霍乱，炭疽等。

严密隔离具体措施如下：

(1)住单间病房，门外挂隔离标志，不得随意开启门窗。禁止病员走出病室和探视。

(2)接触此类患者，必须戴好帽子，穿隔离衣裤和隔离鞋，必要时戴橡胶手套。

(3)各类用物一经进入病室即视为污染，均应进行严格消毒处理或销毁；病员的分泌物、呕吐物和排泄物均应严格消毒处理。

(4)其他按一般消毒隔离和终末消毒处理进行。

(二)呼吸道隔离

这是对病原体经呼吸道传播的疾病所采取的隔离，适用于麻疹、流感、百日咳、开放性肺结核等疾病。

呼吸道隔离具体措施如下：

(1)将同种疾病的患者安置在一室，病室通向走廊的门窗关闭，出入随手关门。

(2)接触患者时须戴口罩、帽子，穿隔离衣。

(3)患者的口鼻分泌物需消毒处理。

(4)注意病室的通风换气，定时进行空气消毒。

(三)消化道隔离

这是对病原体通过污染食物、饮水、食具或手并经口引起传播的疾病所给予的隔离。适用于伤寒、副伤寒、甲型肝炎、细菌性痢疾等疾病。

消化道隔离具体措施如下：

(1)不同病种最好分室居住，同居一室时须做好床边隔离。

(2)常用治疗器械，应固定专用。

(3)每一患者应有自己的食具和便器，其排泄物、呕吐物和剩余食物须消毒后再进行处理。

(4)护理人员须按病种分别穿隔离衣，并洗手或消毒双手。

(5)病室应有防蝇设备。

(四)昆虫隔离

这是对病原体通过昆虫为媒介而传播的疾病所进行的隔离。适用于流行性乙型脑炎、流行性出血热、疟疾、斑疹伤寒、回归热等疾病。

昆虫隔离具体措施如下：

(1)流行性乙型脑炎、疟疾由蚊叮咬传播，室内应有防蚊措施。

(2)流行性出血热由野鼠传播，应做好防鼠灭鼠工作，同时还应做好食品卫生和个人卫生。

(3)斑疹伤寒、回归热由虱类传播，患者须经灭虱处理，沐浴更衣后进入病室。

(五)血液、体液隔离

这是对病原体经血液、体液传播所致传染病进行的隔离。适用于乙型肝炎、艾滋病等疾病。

血液、体液隔离具体措施如下：

(1)患同种疾病的患者可置于一室，但出血不能控制的患者应单人隔离。

(2)接触血液、体液污染物时，须戴手套。工作时尽量避免损伤皮肤。

(3)其他人员受到患者的血液、体液污染，及不宜用其他方法消毒的物品受污染时，应选用符合要求的消毒液擦拭消毒。

(4)使用后的一次性注射器、针头、输液器须装入耐刺容器内，做特殊标记后送出，集中销毁。

(六)保护性隔离

这是对某些免疫力特别低下或易感染的患者，为保护其不再受其他感染，而采取的具体相应措施的隔离。适用于早产儿，以及严重烧伤、血液病、骨髓移植、肾移植等免疫力低下的患者。

保护性隔离具体措施如下：

(1)患者单独隔离。

(2)接触患者须清洗双手，或消毒双手，戴帽子，穿隔离衣裤及隔离鞋。

(3)病室内每天用消毒液擦拭所有物表、地面；每日用紫外线进行空气消毒1~2次，每次60分钟。

(4)尽量减少入室人员，医护人员患呼吸道疾病或咽部带菌者应避免接触患者。

(七)其他特殊隔离

这是对病原体经皮肤或黏膜进入体内的传染病所采取的隔离。适用于破伤风、狂犬病、气性炭疽、性传播疾病等。

具体措施如下：

(1)患者最好分室居住。

(2)密切接触患者时须穿隔离衣，工作人员的手或皮肤有破损时应避免做伤口换药或护理等操作，必要时戴橡胶手套。

(3)被伤口分泌物或皮肤脱屑所污染的物品器械、敷料等须严格进行消毒处理。

(4)患者接触过的一切污染物品，应先消毒再清洗，最好使用一次性用品，用后焚烧。

二、标准预防

这是针对医院所有患者和医务人员采取的一组预防感染措施。包括手卫生及穿戴合适的防护用品处理患者环境中污染的物品与医疗器械。根据预期可能的暴露，选用手套、隔离衣、口罩、护目镜或防护面屏，以及安全注射。

标准预防基于"患者的血液、体液、分泌物(不包括汗液)、非完整皮肤和黏膜均可能含有感染性因子"的原则。

三、个人防护用品

这是指用于保护医务人员避免接触感染性因子的各种屏障用品，包括口罩、手套、护目镜、防护面罩、防水围裙、隔离衣、防护服等。

四、床单位消毒

这是指对患者住院期间及出院、转院、死亡后所用的床及床周围物体表面进行的清洁与消毒。

五、终末消毒

这是指传染源离开疫源地后，对疫源地进行一次彻底的消毒，如传染病患者出院、转院或死亡后，对病室进行的最后一次消毒。

六、手卫生

这是医务人员洗手、手消毒(包括卫生手消毒和外科手消毒)的总称。

医务人员应严格执行手卫生规范，提高依从性，确保职业安全。

七、传播途径

这是指病原体从感染源传播到易感者的途径。

八、传播方式

(1)空气传播：带有病原微生物的微粒子($\leqslant 5\mu m$)通过空气活动导致的疾病传播。用黄色标识。

(2)飞沫传播：带有病原微生物的飞沫核($>5\mu m$)，在空气中短间隔(1m 内)移动到易感人群的口、鼻黏膜或眼结膜等导致的传播。用粉色标识。

(3)接触传播：病原体通过手、媒介物直接或间接接触导致的传播。用蓝色标识。

第二节 隔离防护的基本原则

为降低医院感染的发生，医疗机构在医疗活动中应做好隔离技术。医疗机构应设立合适数量和类型的隔离病区或隔离室，其隔离原则如下：

(1)医疗机构在新建、改建与扩建时，建筑布局应符合医院卫生学要求，并应具备隔离防护的功能，区域划分应明确、标识清楚。

(2)应根据国家的有关法规，结合本医院的实际情况，制定隔离防护制度并实施。

(3)隔离的实施应遵循"标准预防"和"基于疾病传播途径的预防"原则。防止形式主义的防控措施，加强督查与监管，发现问题及时采取措施加以防范。

(4)应加强传染病患者的防护，包括隔离患者，严格执行探视制度，对于不明原因或特殊传播疾病，应禁止人员探视，以免防控措施不到位造成暴发流行。

(5)应采取有效措施，积极控制感染源、切断传播途径和保护易感人群。

①控制传染源：严格管理感染源、感染患者、特殊感染患者，如多重耐药性细菌感染患者等与普通患者应分开安置。可疑传染患者必须单间隔离；同种病原体感染患者可住一室。根据疾病种类、患者病情、传染病周期分别安置患者。感染患者与高度易感患者应分别安置。成人与婴、幼儿感染患者应分别安置。

②切断传播途径：不同种类的病原体传染性不同、传播方式各异，微生物可通过多种途径(空气、飞沫、接触、媒介物等)传播疾病，采用适宜和特定的隔离措施，切断传播途径，以预防疾病的传播。

在标准预防的基础上，根据不同的传染性疾病，采取不同的切断传播途径的措施。接触患者的血液、体液、分泌物、排泄物等物质及被传染性物质污染的物品时，应采取屏障隔离。医务人员应严格执行手卫生。传染病房和隔离区患者的所有废物均视为感染性废物，严格按照2013年颁布的《医疗废物管理条例》及其有关法规进行处置与管理。

③保护易感宿主：危重患者与感染患者分开安置，必要时实行分组护理。对易感宿主实施特殊保护性隔离措施，必要时实施预防性免疫注射。

（6）应加强医务人员隔离与防护知识的培训，为其提供合适、必要的防护用品，正确把握常见传染病的传播途径、隔离方式和防护技术，熟练把握操作规程。

（7）医务人员的手卫生应符合 WS/T313—2009 年颁布的《医务人员手卫生规范》的要求，从而保障患者和医务人员安全。

（8）隔离区域的消毒应符合《医院消毒卫生标准》（GB1598—2012）规定。

（9）工作人员应按规范进入隔离室，戴口罩、帽子、穿隔离衣，只能在规定范围内活动。穿隔离衣前，必须将所需的物品备齐，各种护理操作应有计划并集中执行，以减少穿脱隔离衣的次数和刷手的频率。

（10）病室内空气消毒应符合《医院空气净化管理规范》（WS/T368—2012）。

（11）了解病人的心理情况，尽量解除病人因隔离而产生的恐惧、孤独感、自卑等心理反应，尤其是老年、儿童及精神系统有疾患者，在关注疾病本身的同时，应关注由于隔离带来的系列心理问题，确保医疗安全。

传染性分泌物按照疾病不同，经过培养结果均为阴性或已渡过隔离期，医生开出解除隔离医嘱后，方可解除隔离。

第三节　建筑布局与管理要求

一、建筑分区与隔离要求

医院建筑区域划分根据患者获得感染危险性的程度，医院分为 4 个区域：

（1）低危险区域：包括行政治理区、教学区、图书馆、生活服务区等。

（2）中等危险区域：包括普通门诊、普通病房等。

（3）高危险区域：包括感染疾病科（门诊、病房）等。

（4）极高危险区域：包括手术室、重症监护病房、器官移植病房等。

二、隔离要求

（1）应明确工作流程，保证洁、污分开，防止因污染流程、清洁流程交叉导致清洁物品污染。

（2）根据建筑分区的要求，同一等级分区的科室宜相对集中，高危险区的科室宜相对独立，宜与普通病区和生活区分开。

（3）透风系统应区域化，防止区域间空气交叉污染。

（4）应按照医务人员手卫生要求，配备合适的手卫生设施。

三、呼吸道传染病病区的建筑布局与隔离要求

（一）建筑布局

病区用于经呼吸道传播疾病患者的隔离，应设在医院相对独立的区域，分为清洁区、潜伏污染区和污染区，设立两通道和三区之间的缓冲间。缓冲间两侧的门不应同时开启，

以减少区域之间空气流通。经空气传播疾病的隔离病区，应设置负压病室，病室的气压宜为-30Pa，缓冲间的气压宜为-15Pa。

(二)隔离要求

(1)应严格服务流程和三区的管理。各区之间界线清楚，标识明显。

(2)病室内应有良好的通风设施，保持空气流通。对特殊感染(不明原因疾病)以及可能由空气、飞沫传播的疾病，室内空气应经过消毒处理。

(3)各区应安装适量的非手触式水龙头，相关设施符合要求，数量满足需要，同时方便医务人员使用。

(4)不同种类传染病患者应分室安置，疑似患者应单独安置。不得混住，避免发生交叉感染。

(5)受条件限制的医院，同种疾病患者可安置于一室，两病床之间间隔不少于1.1m。

四、感染性疾病病区的建筑布局与隔离要求

(一)建筑布局

病区用于主要经接触传播疾病患者的隔离，应设在医院相对独立的区域，远离儿科病房、重症监护病房和生活区。设单独进、出口和患者入院接诊室及出院处理室。

中小型医院可在建筑物的一端设立感染性疾病病区。

(二)隔离要求

(1)应分区明确，标识清楚。

(2)不同种类的感染性疾病患者应分室安置；每间病室不应超过4人，病床间距应不少于1.1m。

(3)病房应通风良好，自然通风或安装通风设施，以保证病房内空气清新。

(4)应配备适量非手触式开关的流动水洗手设施。

五、普通病区的建筑布局与隔离要求

(一)建筑布局

在病区的末端，应设一间或多间隔离病室。

(二)隔离要求

(1)感染性疾病患者与非感染性疾病患者宜分室安置。

(2)受条件限制的医院，同种感染性疾病、同种病原体感染患者可安置于一室，病床间距宜大于0.8m。

(3)病情较重的患者宜单人间安置。

(4)病室床位数单排不应超过3床，双排不应超过6床。

六、门诊的建筑布局与隔离要求

(一)建筑布局

(1)普通门诊应单独设立出入口，设置问讯、预检分诊、挂号、候诊、诊断、检查、治疗、交费、取药等区域，流程清楚，路径便捷。

(2)儿科门诊应自成一区，出入方便，并设预检分诊、隔离诊查室等区域。

(3)感染疾病科门诊应符合国家有关规定。

(二)隔离要求

(1)普通门诊、儿科门诊、感染疾病科门诊宜分开挂号、候诊。

(2)诊室应通风良好，应配备适量的流动水洗手设施和(或)配备速干手消毒剂。

(3)建立预检分诊制度，发现传染病患者或疑似传染病患者，应到专用隔离诊室或引导至感染疾病科门诊诊治，对可能污染的区域应及时消毒。

七、急诊科(室)的建筑布局与隔离要求

(一)建筑布局

(1)应设单独出入口、预检分诊、诊查室、隔离诊查室、抢救室、治疗室、观察室等区域。

(2)有条件的医院宜设挂号、收费、取药、化验、X线检查、手术室等区域。

(3)急诊观察室床间距应不小于1.2m。

(二)隔离要求

(1)应严格预检分诊制度，及时发现传染病患者及疑似患者，及时采取隔离措施。

(2)各诊室内应配备非手触式开关的流动水洗手设施和(或)配备速干手消毒剂。

(3)急诊观察室应按病房要求进行隔离。

第四节　隔离防护技术

一、隔离原则

(1)在标准预防的基础上，医院应根据疾病的传播途径(接触传播、飞沫传播、空气传播和其他途径传播)，结合实际情况，制定相应的隔离与预防措施。

(2)当一种疾病可能有多种传播途径时，应在标准预防的基础上，采取相应传播途径的隔离与预防。

(3)隔离病室应有隔离标志，并限制人员的出入。黄色标识为空气传播的隔离，粉色

标识为飞沫传播的隔离，蓝色标识为接触传播的隔离。

(4)传染病患者或可疑传染病患者应安置在单人隔离房间。

(5)受条件限制的医院，同种病原体感染的患者可安置于一室。

(6)建筑布局应符合上节所述相应的条款。

二、接触传播的隔离与预防

接触经接触传播疾病患者，如肠道感染、多重耐药菌感染、皮肤感染等患者，在标准预防的基础上，还应采用接触传播的隔离与预防。

(一)患者的隔离

(1)应限制患者的活动范围。

(2)应减少转运，如需要转运时，应采取有效措施，减少对其他患者、医务职员和环境表面的污染。

(二)医务职员的防护

(1)接触隔离患者的血液、体液、分泌物、排泄物等物质时，应戴手套；离开隔离病室前，接触污染物品后应摘除手套，洗手和(或)手消毒。手上有伤口时，应戴双层手套。

(2)进隔离病室，从事可能污染工作服的操作时，应穿隔离衣；离开病室前，脱下隔离衣，按要求悬挂，每天更换清洗与消毒；或者使用一次性隔离衣，用后按医疗废物治理要求进行处置。接触甲类传染病及按照甲类管理的传染病病人，应按要求穿脱隔离衣或防护服，离开病室前，脱隔离衣或防护服，隔离衣及防护服按医疗废物要求进行处置。

三、空气传播的隔离与预防

接触经空气传播的疾病，如肺结核、水痘等，在标准预防的基础上，还应采取空气传播的隔离与预防措施。

(一)患者的隔离

(1)无条件收治时，应尽快转送至有条件收治呼吸道传染病的医疗机构进行收治，并注意转运过程中医务人员的防护。

(2)当患者病情允许时，应戴外科口罩，定期更换，并限制其活动范围。

(3)应严格空气消毒和房间物表的消毒。

(二)医务人员的防护

(1)应严格按照区域流程，在不同的区域，穿着不同的防护用品，离开时按要求摘脱，并正确处理使用后的物品。

(2)进入确诊或可疑传染病患者房间时，应戴帽子、医用防护口罩；进行可能产生喷溅的诊疗操作时，应戴护目镜或防护面罩，穿隔离衣或防护服；当接触患者及其血液、体液、分泌物、排泄物等物质时，应戴手套。

（3）防护用品使用的具体要求应遵循相关规定。

四、飞沫传播的隔离与预防

接触经飞沫传播的疾病，如百日咳、白喉、流行性感冒、病毒性腮腺炎、流行性脑脊髓膜炎等，在标准预防的基础上，还应采用飞沫传播的隔离预防措施。

(一)患者的隔离

（1）隔离原则是对患者进行隔离与预防。

（2）应减少转运，当需要转运时，医务人员应注意防护。

（3）患者病情允许时，应戴外科口罩，并定期更换。应限制患者的活动范围。

（4）患者之间，患者与探视者之间间隔在1m以上，探视者应戴外科口罩。

（5）加强通风，进行病室内空气的消毒。

(二)工作人员的防护

（1）应严格按照区域流程，在不同的区域，穿着不同的隔离衣或防护用品，离开时按要求摘脱，并正确处理使用后物品。

（2）与患者近间隔(1m以内)接触，应戴帽子、医用防护口罩；进行可能产生喷溅的诊疗操作时，应戴护目镜或防护面罩，穿隔离衣或防护服；当接触患者及其血液、体液、分泌物、排泄物等物质时，应戴手套。

五、其他传播途径疾病的隔离与预防

应根据疾病的特性，采取相应的隔离与防护措施。

常见传染病潜伏期、隔离期和观察期参见本章附录表格。

常见多重耐药菌感染患者的隔离参见本章附录表格。

六、医护人员防护用品的使用

为保证有效的隔离技术，医疗机构的工作人员应正确使用防护用品，防护用品应符合国家相关标准，在有效期内使用，相关内容请参考第七章。

七、手卫生

通过医护人员的手将医院相关性病原体从一个患者传播至另外一个患者需要5个连续的环节，包括以下内容：

（1）微生物出现在患者皮肤上，或已经传播到了患者周围的物品上。

（2）微生物必须传播到医护人员的手。

（3）微生物必须能够在医护人员的手上存活至少数分钟。

（4）医护人员洗手或手消毒一定是不正确的或完全被忽略了，或者使用的手卫生产品不适当。

（5）污染的手或护理人员的手和另外的病人或物品直接接触，而这个物品会和患者直接接触。

因此，医疗机构的工作人员在医疗活动中，做好隔离技术时不可忽视手卫生工作，应严格执行手卫生。

做好洗手或手消毒的基本原则如下：

（1）洗手原则：直接接触患者前后；手明显污染或被血液、体液和蛋白性物质污染后；接触不同患者间或从患者身体的污染部位移动到清洁部位时；无菌操作前后；处理清洁或无菌物品之前；处理污染物品后；穿脱隔离衣前后，摘手套后；接触患者的血液、体液、分泌物、排泄物、黏膜、破损皮肤或伤口敷料后；进入和离开病房前；饭前和休息后；接触伤口前后；护理特殊易感患者前后；与任何患者长时间接触后，均应采用六步洗手方法进行洗手，时间为 15~20 秒。

（2）手消毒原则：符合洗手指征，且医务人员的手未受到患者血液、体液等蛋白性物质可见污染时，应采用速干手消毒剂消毒双手，可节约医务人员的大量时间，方便临床。

使用方法：按照产品使用说明，取适量的速干手消毒剂于掌心，按照洗手的步骤，双手相互揉搓，揉搓时注意覆盖整个手部的皮肤，直至手部干燥，使整个双手达到消毒的目的，时间为 15~20 秒。

要求采购的手卫生设施符合要求，使用的手消毒剂应当符合有关卫生许可批件，在有效期内使用。

（3）医务人员洗手方法：

依据 WS/T313—2009 医务人员手卫生规范要求，医务人员应严格执行手卫生，其洗手方法如下：

①在流动水下，使双手充分淋湿。

②取适量肥皂（皂液），均匀涂抹至整个手掌、手背、手指和指缝。

③认真揉搓双手至少 15~20 秒，应注意清洗双手所有皮肤，包括指背、指尖和指缝，具体揉搓步骤为：

掌心相对，手指并拢，相互揉搓。

手心对手背沿指缝相互揉搓，交换进行。

掌心相对，双手交叉指缝相互揉搓。

弯曲手指使关节在另一手掌心旋转揉搓，交换进行。

右手握住左手大拇指旋转揉搓，交换进行。

将五个手指尖并拢放在另一手掌心旋转揉搓，交换进行。

如图 9.1~图 9.6 所示。

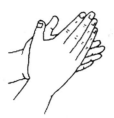 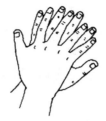 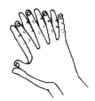

图 9.1　掌心相对揉搓　图 9.2　手指交叉，掌心对手背揉搓　图 9.3　手指交叉，掌心相对揉搓

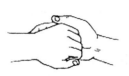 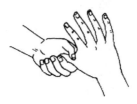 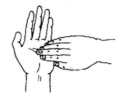

图 9.4　弯曲手指关节在掌心揉搓　图 9.5　拇指在掌心揉搓　图 9.6　手指尖在掌心揉搓

④在流动水下彻底冲净双手，擦干，取适量护手液护肤。

注意：世界卫生组织在手卫生指南中要求洗手时间为 1～1.5 分；速干手消毒剂消毒双手时间为 15～20 秒。

附录

口罩的佩戴方法

一、外科口罩的佩戴方法

(1)将口罩罩住鼻、口及下颌部,口罩下方带系于颈后,上方带系于头顶中部。

(2)将双手指尖放在鼻夹上,从中间位置开始,用手指向内按压,并逐步向两侧移动,根据鼻梁外形塑造鼻夹。

(3)调整系带的松紧度。

二、医用防护口罩的佩戴方法

(1)一手托住防护口罩,有鼻夹的一面背向外。

(2)将防护口罩罩住鼻、口及下巴,鼻夹部位向上紧贴面部。

(3)用另一只手将下方系带拉过头顶,放在颈后双耳下。

(4)再将上方系带拉至头顶中部。

(5)将双手指尖放在金属鼻夹上,从中间位置开始,用手指向内按鼻夹,并分别向两侧移动和按压,根据鼻梁的外形塑造鼻夹。

三、注意事项

(1)不应一只手捏鼻夹。

(2)口罩使用应遵循产品说明书。

(3)口罩湿润后,或受到患者血液、体液污染后,应及时更换。

(4)每次佩戴医用防护口罩进工作区域之前,应进行密合性检查。

四、摘口罩方法

(1)不要接触口罩前面(污染面)。

(2)先解开下面的系带,再解开上面的系带。

(3)用手仅捏住口罩的系带丢至医疗废物容器内。

护目镜或防护面罩的戴摘方法

一、戴护目镜或防护面罩的方法

戴上护目镜或防护面罩，调节舒适度。

二、摘护目镜或面罩的方法

捏住靠近头部或耳朵的一边向前方摘除，放进医疗废物容器内。

无菌手套戴脱办法

一、戴无菌手套方法

(1)检查手套质量和型号，打开手套包，一手掀起口袋的开口处。

(2)另一手捏住手套翻折部分(手套内面)，取出手套，对准五指戴上。

(3)用戴着无菌手套的手指插进另一只手套的翻边内面，将手套戴好。然后将手套的翻转处套在工作衣袖外面。

二、脱手套的方法

(1)用戴着手套的手捏住另一只手套污染面的边沿，将手套脱下。

(2)戴着手套的手握住脱下的手套，用脱下手套的手捏住另一只手套清洁面(内面)的边沿，将手套脱下。

(3)用手捏手套的里面，丢至医疗废物容器内。

三、注意事项

(1)诊疗护理不同的患者之间应更换手套。

(2)操作完成脱手套后，应按规定程序与方法洗手，戴手套不能替换洗手，必要时进行手消毒。

(3)操作时若发现手套破损，应及时更换。

(4)戴无菌手套时，应防止手套污染。

隔离衣与防护服穿脱方法

一、穿隔离衣方法

(1)右手提衣领，左手伸进袖内，右手将衣领向上拉，露出左手。

(2)换左手持衣领，右手伸进袖内，露出右手，勿触及面部。

(3)两手持衣领，由领子中心顺着边沿向后系好颈带。

(4)扎好袖口。

(5)将隔离衣一边(约在腰下5cm)处渐向前拉，见到边沿捏住。

(6)同法捏住另一侧边沿。

(7)双手在背后将衣边对齐。

(8)向一侧折叠，一手按住折叠处，另一手将腰带拉至背后折叠处。

(9)将腰带在背后交叉，回到前面将带子系好。

如下图所示：

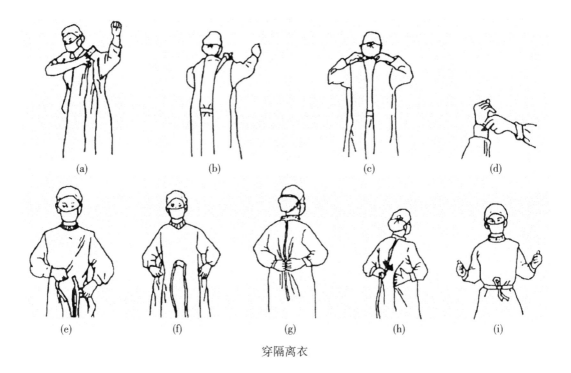

(a)　　　　　(b)　　　　　(c)　　　　　(d)

(e)　　　(f)　　　(g)　　　(h)　　　(i)

穿隔离衣

二、脱隔离衣方法

(1)解开腰带，在前面打一活结。

(2)解开袖带，塞入袖绊内，充分暴露双手，进行手消毒。

(3)解开颈后带子。

(4)右手伸进左手腕部袖内，拉下袖子过手。

(5)用遮盖着的左手握住右手隔离衣袖子的外面,拉下右侧袖子。

(6)双手转换逐渐从袖管中退出,脱下隔离衣。

(7)左手握住领子,右手将隔离衣两边对齐,污染面向外悬挂污染区;如悬挂污染区外,则污染面向里。

(8)不再使用时,将脱下的隔离衣,污染面向内,卷成包裹状,丢至医疗废物容器内。

如下图所示:

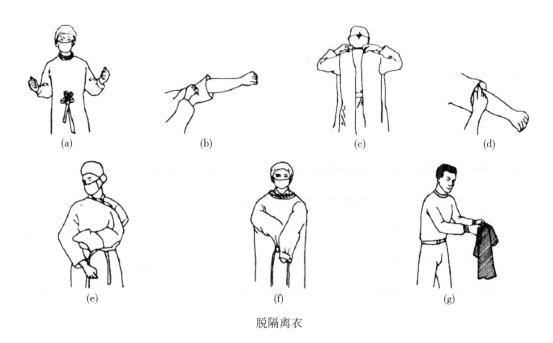

脱隔离衣

三、穿防护服方法

穿防护服(联体或分体防护服)时,应遵循先穿下衣,再穿上衣,然后戴好帽子,最后拉上拉锁的顺序。

四、脱防护服

(1)脱分体防护服时,应先将拉链拉开。向上提拉帽子,使帽子脱离头部。

(2)脱袖子、上衣,将污染面向里放进医疗废物袋。

(3)脱下衣,由上向下边脱边卷,污染面向里,脱下后置于医疗废物袋。如下图所示:

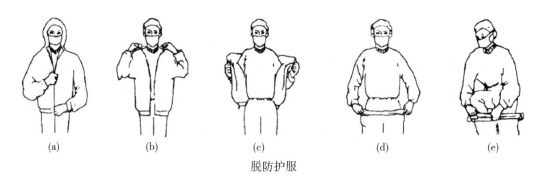

脱防护服

(4) 脱联体防护服时, 先将拉链拉到底。向上提拉帽子, 使帽子脱离头部, 脱袖子。由上向下边脱边卷, 污染面向里直至全部脱下后放进医疗废物袋内。如下图所示:

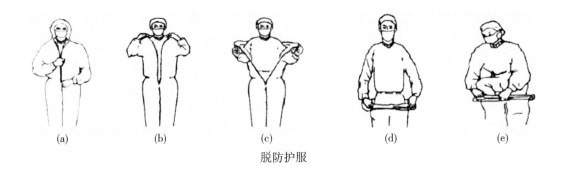

(a) (b) (c) (d) (e)

脱防护服

五、注意事项

(1) 隔离衣和防护服只限在规定区域内穿脱。

(2) 穿前应检查隔离衣和防护服有无破损; 穿时勿使衣袖触及面部及衣领; 发现有渗漏或破损, 应及时更换; 脱时应留意避免污染。

常见传染病传染源、传播途径及隔离预防

疾病名称		传染源	传播途径				隔离预防						
			空气	飞沫	接触	生物媒介	口罩	帽子	手套	防护镜	隔离衣	防护服	鞋套
病毒性肝炎	甲型、戊型	潜伏期末期和急性期患者			+		±	±	+		+		
	乙型、丙型、丁型	急性和慢性病人及病毒携带者			#		±	±	+				
麻疹		麻疹患者	+	++	+		+	+	+		+		
流行性腮腺炎		早期患者和隐性感染者		+			+	+			+		
脊髓灰质炎		患者和病毒携带者		+	++	苍蝇蟑螂	+	+	+		+		
流行性出血热		啮齿类动物、猫、猪、狗、家兔	++		+		+	+	+	±	±		
狂犬病		患病或隐性感染的犬、猫、家畜和野兽			++		+	+	+	±	+		
伤寒、副伤寒		患者和带菌者			+		±	±	+		+		
细菌性痢疾		患者和带菌者			+			±	+		+		
霍乱		患者和带菌者			+		+	+	+		+		+
猩红热		患者和带菌者		++	+		+	+	+		+		
白喉		患者、恢复期或健康带菌者		++	+		+	+	+		+		
百日咳		患者		+			+	+	±		+		
流行性脑脊髓膜炎		流脑患者和脑膜炎双球菌携带者		++	+		+	+	+	±	+		
鼠疫	肺鼠疫	感染了鼠疫杆菌的啮齿类动物和病人		++	+	鼠蚤	+	+	+	±	+		
	腺鼠疫	感染了鼠疫杆菌的啮齿类动物和病人			+	鼠蚤	±	±	+	±	+		
炭疽		患病的食草类动物和病人		+	+		+	+	+	±	+		

疾病名称	传染源	传播途径				隔离预防						
		空气	飞沫	接触	生物媒介	口罩	帽子	手套	防护镜	隔离衣	防护服	鞋套
流行性感冒	患者和隐性感染者		+	+		+	+	+				
肺结核	开放性肺结核	+	++			+	+	+	±	+		
SARS	患者		++	+		+	+	+	±	+	+	+
HIV	患者和病毒携带者			1				+		+		
手足口病	患者和病毒携带者		+	+		+	+	+	±	+		
梅毒	患者和病毒携带者			1				+		+		
淋病	患者和病毒携带者			n				+		+		
人感染高致病性禽流感	病禽、健康带毒的禽		+	+		+	+	+	±		+	+

注：（1）在"传播途径"中，"+"表示其中传播途径之一；"++"表示主要传播途径。

（2）在"隔离预防"中，"+"表示应采取的防护措施；"±"表示工作需要可采取的防护措施；"#"表示接触患者的血液、体液而传播；"1"表示性接触或接触患者的血液、体液而传播；"n"表示性接触或接触患者分泌物污染的物品而传播。

常见传染病潜伏期、隔离期和观察期

疾病名称		潜伏期		隔离时间	密切接触者观察
		常见	最短~最长		
病毒性肝炎	甲型	30 天	15~45 天	自发病日起隔离 4 周	甲、戊型，急性乙、丙型肝炎密切接触者医学观察 6 周
	乙型	70 天	30~180 天	隔离至肝功能正常，并且 HBV DNA、HCV RNA、HDV RNA 转阴	
	丙型	8 周	2~26 周		
	丁型	6~12 周	3~12 周		
	戊型	40 天	15~75 天	自发病日起隔离 4 周	
麻疹		10 天	6~21 天	自发病日起出疹后 5 天，伴呼吸道并发症者应延长到出诊后 10 天	医学观察 21 天
流行性腮腺炎		14~21 天	8~30 天	自发病日起至腮腺消肿为止	医学观察 21 天
脊髓灰质炎		5~14 天	3~35 天	自发病日起至少隔离 40 天，第 1 周呼吸、消化道隔离，1 周后消化道隔离至症状消失	医学观察 20 天
流行性出血热		7~14 天	4~46 天	至症状消失	—
狂犬病		1~3 月	5 天~19 年	至症状消失	—
伤寒		7~14 天	3~60 天	体温正常后 15 天或症状消失后 5 天、10 天便培养 2 次阴性	医学观察 21 天
副伤寒		8~10 天	2~15 天		
细菌性痢疾		1~4 天	数小时~7 天	症状消失后隔日一次便培养，连续 2 次阴性	医学观察 7 天
霍乱		1~3	数小时~7 天	症状消失后 6 天并隔日一次便培养，连续 3 次阴性	医学观察 5 天，便培养 3 次阴性并服药预防
猩红热		2~5 天	1~7 天	自治疗日起不少于 7 天，且咽拭子培养 3 次阴性	医学观察 7 天
白喉		2~4 天	1~7 天	症状消失后咽拭子培养 2 次（隔日 1 次）阴性，并至少症状消失后 7 天	医学观察 7 天
百日咳		7~10 天	2~21 天	自发病起 40 天或痉咳后 30 天	医学观察 21 天
流行性脑脊髓膜炎		2~3 天	1~10 天	症状消失后 3 天，不少于病后 7 天	医学观察 7 天

续表

疾病名称		潜伏期		隔离时间	密切接触者观察
		常见	最短~最长		
鼠疫	肺鼠疫	1~3 天	数小时~12 天	症状消失后痰培养 6 次阴性	接触者医学观察 9 天，预防接种者观察 12 天
	腺鼠疫	2~5 天	1~8 天	淋巴肿大完全消散后再观察 7 天	
炭疽		1~5 天	0.5~14 天	症状消失，溃疡愈合，分泌物或排泄物培养 2 次(间隔 5 天)阴性	医学观察 8~12 天
流行性感冒		1~3 天	数小时~4 天	体温正常 2 天或病后 7 天	医学观察 4 天
肺结核		14~70 天	隐性感染可持续终生	症状小时后连续 3 次痰培养结核菌阴性	医学观察 70 天
SARS		4~5 天	2~14 天	症状消失后 5~7 天	医学观察 14 天
HIV		2 天~10 年	数月~15 年	终身采取血液隔离	医学观察 6 个月
手足口病		2~7 天		治愈	医学观察 7 天
梅毒		2~3 周	10~90 天	完全治愈	医学观察 90 天，90 天内有过性接触的予以青霉素治疗。
淋病		2~5 天	1~14 天	感染的新生儿、青春期前儿童隔离至有效抗菌药物治疗后 24 小时；成人治愈	医学观察 14 天
人感染高致病性禽流感		3~4 天	3~7 天	目前尚无人传染人	医学观察 21 天

常见多重耐药菌感染患者的隔离措施

	耐甲氧西林/苯唑西林的金黄色葡萄球菌	耐万古霉素的金黄色葡萄球菌	其他多重耐药菌
患者安置	单间或同种病原同室隔离	单间隔离	单间或同种病原同室隔离
人员限制	限制、减少人员出入	严格限制出入,医护人员相对固定,专人诊疗护理	限制、减少人员出入
手部卫生	遵循卫健委及医院的规范或制度执行	严格遵循卫健委及医院的规范或制度执行	遵循卫健委及医院的规范或制度执行
眼、口、鼻防护	近距离操作,如吸痰、插管等时,戴防护镜	近距离操作,如吸痰、插管等时,戴防护镜	近距离操作,如吸痰、插管等时,戴防护镜
隔离衣	可能污染工作衣时,穿隔离衣	应穿一次性隔离衣	可能污染工作衣时,穿隔离衣
仪器设备	用后应清洁、消毒或灭菌	专用,用后应清洗与灭菌	用后应清洗、消毒或灭菌
物体表面	每天定期擦拭消毒,擦拭抹布用后应消毒	每天定期擦拭消毒,抹布专用,擦拭抹布用后应消毒	每天定期擦拭消毒,擦拭抹布用后应消毒
终末消毒	床单位消毒	终末消毒	床单位消毒
标本运送	密闭容器运送	密闭容器运送	密闭容器运送
生活物品	无特殊处理	清洁、消毒后方可带出	无特殊处理
医疗废物	防渗漏密闭容器运送,利器放入利器盒	双层医疗废物袋,防渗漏密闭容器运送	防渗漏密闭容器运送,利器放入利器盒
解除隔离	临床症状好转或治愈	临床症状好转或治愈,连续两次培养阴性	临床症状好转或治愈

(何文英　李　静　王蜀博　黄新玲　孙　洁　姚新宝　任红艳)

第十章　消毒药械及一次性医疗用品的管理

第一节　消毒药械的管理制度

医疗机构做好消毒与灭菌工作是防控医院感染的重要手段，严格执行我国现行的《消毒管理办法》《医院感染管理办法》《消毒产品标签说明书管理规范》《医疗器械监督管理条例》等，对保障医疗质量和医疗安全具有十分重要的意义。

一、组织机构

依据各级医院的功能划分，成立以有关部门为主体的消毒药械管理委员会，由医学装备部门、药事管理部门、院感防控部门以及各临床科室主要负责质量管理的人员组成，严格按照各级职责，做好监督指导工作。

二、基本管理职责

(1)医院感控委员会负责全院使用的消毒、灭菌药械的监督管理。

(2)医院感控办公室按照国家有关规定，对拟购入的消毒、灭菌药械的资质进行审核，并具体对医院消毒、灭菌药械的购入、存储和使用进行监督、检查和指导。

(3)医院感控办公室负责对消毒、灭菌药械使用效果进行抽查，对存在的问题及时汇报医院感控委员会并提出改进措施。

(4)采购部门应根据临床需要和医院消毒药械相关委员会的审核意见进行采购，按国家规定查验所需证件，监督进货质量，并做好验收、保管、发放、不良事件及出入库记录。

(5)医院应建立消毒、灭菌药械的采购和出入库登记制度并由专人负责。任何个人、部门及科室不得自行购入、使用或试用未经有关部门审批的消毒药械。

(6)使用部门应严格按照消毒、灭菌药械的使用范围、方法、注意事项；掌握消毒、灭菌药械的使用浓度、配制方法、消毒对象、更换时间、掌握影响因素等，按照要求监测消毒效果，其结果应记录以备查验；对过期、变质或有异常的消毒灭菌药械，若发现问题，及时报告有关采购部门和医院感控办公室。

(7)同类产品更换名称或品牌时，需要重新申请和批准。

(8)禁止使用过期、淘汰、无合格证明的消毒、灭菌药械。

第二节 一次性医疗用品的管理

加强一次性医疗用品的临床应用管理，在防控医院感染工作中有着积极的作用。如何加强管理，规范医院的行为显得尤为重要，杜绝复用，是医院管理人员和各级医务人员职责所在，应严格执行国家的法律法规、部门规章，如一次性《医疗用品卫生标准》《医疗机构消毒技术规范》等，确保患者就医安全。

一、组织机构

医疗机构应成立医用耗材管理委员会，由医学装备管理部门、院感控制部门、医务管理部门、护理管理部门、纪检管理部门、财务管理部门组成，有关科室主任、护士长为科室主要责任人，并监督科室医疗卫生用品的使用。

二、基本管理职责

(1)医院所用一次性无菌医疗用品必须统一采购，临床科室不得自行购入和试用。一次性无菌医疗用品只能一次性使用。

(2)医院感控办公室认真履行对一次性无菌医疗用品的采购管理、临床应用和回收处理的监督检查职责。

(3)医院采购的一次性无菌医疗用品的三证复印件应在医院感控办公室备案，即《医疗器械生产许可证》《医疗器械产品注册证》《医疗器械经营许可证》。

(4)在采购一次性无菌医疗用品时，必须进行验收，订货合同、发货地点及货款汇寄账号应与生产企业和经营企业相一致，查验每箱(包)产品的检验合格证，内外包装应完好无损，包装标识应符合国家标准，进口产品应有中文标识。

(5)医院设置一次性无菌医疗用品库房，建立出入库登记制度，按失效期的先后顺序存放于阴凉干燥、通风良好的货架上，禁止与其他物品混放，不得将标识不清、包装破损、失效、霉变的产品发放到临床使用。

(6)临床使用一次性无菌医疗用品前，应认真检查，若发现包装标识不符合标准，包装有破损、过效期和产品有不洁等，不得使用；若使用中发生热原反应、感染或其他异常情况，应立即停止使用，并按规定详细记录现场情况，必须及时留取样本送检，及时报告医院感控办公室。

(7)医院发现不合格产品或质量可疑产品时，应立即停止使用，并及时报告药品监督管理部门，不得自行做退、换货处理。

(8)对骨科内固定器材、心脏起搏器、血管内导管、支架等植入性或介入性的医疗器械，必须建立详细的使用记录。记录必要的产品跟踪信息，使产品具有可追溯性。器材条形码应贴在病历上。

（9）一次性无菌医疗用品使用后，按《医疗废物管理条例》规定处置。

（10）各职能部门按照医院制定的工作职责，切实做好监督管理、使用追踪、定期的会议分析、反馈等有关工作。

（芦永华　何文英　赵　敏　陈振新）

第十一章 基层医疗机构医疗废物和污水的管理

第一节 医疗废物的管理

一、医疗废物分类目录

(一)概念

医院废物泛指医院所有需要丢弃、不能再利用的废弃物，它包括生物性和非生物性的，也包括所有生活垃圾。

医疗废物：指医疗卫生机构在医疗、预防、保健以及其他相关活动中产生的具有直接或间接感染性、毒性以及其他危害性的废物。

(二)医疗废物的分类

医疗废物分类目录见表 11-1，说明如下：

表 11-1   医疗废物分类目录

类别	特征	常见组分或者废物名称
感染性废物（放入黄色袋子内）	携带病原微生物具有引发感染性疾病传播危险的医疗废物	1. 被病人血液、体液、排泄物污染的物品，包括： 　　棉球、棉签、引流棉条、纱布及其他各种敷料； 　　一次性使用卫生用品、一次性使用医疗用品及一次性医疗器械； 　　废弃的被服； 　　其他被病人血液、体液、排泄物污染的物品
		2. 医疗机构收治的隔离传染病病人或者疑似传染病病人产生的生活垃圾
		3. 病原体的培养基、标本和菌种、毒种保存液
		4. 各种废弃的医学标本
		5. 废弃的血液、血清
		6. 使用后的一次性使用医疗用品及一次性医疗器械视为感染性废物

续表

类别	特征	常见组分或者废物名称
病理性废物	诊疗过程中产生的人体废弃物和医学实验动物尸体等	1. 手术及其他诊疗过程中产生的废弃的人体组织、器官等
		2. 医学实验动物的组织、尸体
		3. 病理切片后废弃的人体组织、病理蜡块等
损伤性废物（放入密闭的利器盒内）	能够刺伤或者割伤人体的废弃的医用锐器	1. 医用针头、缝合针
		2. 各类医用锐器，包括：解剖刀、手术刀、备皮刀、手术锯等
		3. 载玻片、玻璃试管、玻璃安瓿等
药物性废物	过期、淘汰、变质或者被污染的废弃的药品	1. 废弃的一般性药品，如：抗生素、非处方类药品等
		2. 废弃的细胞毒性药物和遗传毒性药物，包括： 　　致癌性药物，如硫唑嘌呤、苯丁酸氮芥、萘氮芥、环孢素、环磷酰胺、苯丙氨酸氮芥、司莫司汀、三苯氧胺、硫替派等 　　可疑致癌性药物，如：顺铂、丝裂霉素、阿霉素、苯巴比妥等 　　免疫抑制剂
		3. 废弃的疫苗、血液制品等
化学性废物	具有毒性、腐蚀性、易燃易爆性的废弃的化学物品	1. 医学影像室、实验室废弃的化学试剂
		2. 废弃的过氧乙酸、戊二醛等化学消毒剂
		3. 废弃的汞血压计、汞温度计

（1）一次性使用卫生用品是指使用一次后即丢弃的、与人体直接或者间接接触的，并为达到人体生理卫生或者卫生保健目的而使用的各种日常生活用品。

（2）一次性使用医疗用品是指临床用于病人检查、诊断、治疗、护理的指套、手套、吸痰管、阴道窥镜、肛镜、印模托盘、治疗巾、皮肤清洁巾、擦手巾、压舌板、臀垫等接触完整黏膜、皮肤的各类一次性使用医疗、护理用品。

（3）一次性医疗器械指《医疗器械管理条例》及相关配套文件所规定的用于人体的一次性仪器、设备、器具、材料等物品。

（4）医疗卫生机构废弃的麻醉、精神、放射性、毒性等药品及其相关的废物的管理，依照有关法律、行政法规和国家有关规定、标准执行。

二、医疗废物管理组织及职责

（一）人员组成

组长：业务副院长。

组员：后勤主管部门、医院感控部门、护理部、药剂科、重点科室主任、护士长。

监管部门：后勤、医院感控部门主要负责。

（二）医疗废物管理职责

第一责任人：法人代表（院长）。

1. 院长（主管院领导）职责

应督导职能部门加强医疗废物管理，指导合理安排经费支出和人力管理；保证监测措施落实到位；发现问题及时听取汇报，保证制定措施落实到位。

2. 医院废物管理组织职责

控制医院内部医疗废物的收集、分类、转运和管理；监督废物运输；联络科主任保证培训；监测医疗废物产生、处置、费用及其对医院周围环境的影响。

3. 其他相关人员的职责

（1）后勤职责：

后勤管理部门负责医疗废物专职人员的管理，对医疗废物存放处的设施，设备的管理以及职业防护用品及医疗废物收集使用的专用车辆工具的管理。

（2）感控办公室（护理部）人员职责：

①负责指导、检查医疗废物分类收集、运送、暂时储存及机构内处置过程中各项工作的落实情况。

②负责指导、检查医疗废物分类收集、运送、暂时储存及机构内处置过程中影响行业卫生安全防护工作。

③负责组织医疗废物流失、泄漏、扩散和意外事故发生时的紧急处理工作。

④负责组织有关医疗废物的培训工作。

⑤负责及时分析处理医疗废物管理中的其他问题。

（3）科主任、护士长职责：

①负责医疗废物产生后的分类、包装。

②负责本科室人员培训、监督、正确进行医疗废物分类，具体操作按《医疗废物分类目录》及《医疗废物专用包装物、容器和警示标识规定》，并做好交接登记。

（4）药剂科职责：

药剂科对过期的化学药品负责回收、清查，交专门的机构处置，做好登记。对废弃的麻醉、精神等药品、废消毒剂及相关的废物的管理，依照有关法律、行政法规和国家有关规定、标准执行。

4. 医疗废物收集专职人员职责

（1）负责医疗废物收集、定时、定路线运送至医疗废物暂时储存地点，并做好科室与暂时储存处的交接、登记。

（2）做好个人职业防护，穿戴隔离衣、裤、戴口罩、帽子、手套等。

（3）运送医疗废物前应当检查包装或者容器标识、标签及封口是否符合要求，不得将不符合要求的医疗废物运送到暂时储存地点。

（4）每天运送工作结束后，应当对运送工具及时进行清洁和消毒处理。

5. 医疗废物暂时存放处专职管理人员职责

（1）负责医疗废物交送集中处理单位，并做好交接登记，依照危险废物转移联单制度填写、保存转移联单，资料保存 3 年。

（2）负责医疗废物转交出去后，对暂时储存地点、设施及时进行清洁和消毒处理。

三、医疗废物专用包装袋、容器和警示标志标准

（一）术语和定义

包装袋：用于盛装除损伤性废物之外的医疗废物初级包装，并符合一定防渗和撕裂强度性能要求的软质口袋。

利器盒：用于盛装损伤性医疗废物的一次性专用硬质容器。

周转箱（桶）：在医疗废物运送过程中，用于盛装经初级包装的医疗废物的专用硬质容器。

（二）包装袋技术要求

（1）包装袋在正常使用情况下，不应出现渗漏、破裂和穿孔。

（2）采用高温热处置技术处置医疗废物时，包装袋不应使用聚氯乙烯材料。

（3）包装袋容积大小应适中，便于操作，配合周转箱（桶）运输。

（4）医疗废物包装袋的颜色为淡黄，颜色应符合有关要求，包装袋的明显处应印制警示标志和警告语。

（5）包装袋外观质量：表面基本平整，无皱褶、污迹和杂质，无划痕、气泡、缩孔、针孔以及其他缺陷。

（6）包装袋物理机械性能应符合有关规定。

（三）利器盒技术要求

（1）利器盒整体为硬质材料制成，封闭且防刺穿，以保证在正常情况下，利器盒内盛装物不撒漏，并且利器盒一旦被封口，在不破坏的情况下无法被再次打开。

（2）采用高温热处置技术处置损伤性废物时，利器盒不应使用聚氯乙烯材料。

（3）利器盒整体颜色为淡黄，颜色应符合有关要求。利器盒侧面明显处应印警示标志，警告语为"警告！损伤性废物"。

（4）满盛装量的利器盒从 1.2m 高处自由跌落至水泥地面，连续 3 次，不会出现破裂、被刺穿等情况。

（5）利器盒的规格尺寸根据用户要求确定。

（四）周转箱（桶）技术要求

（1）周转箱（桶）整体应防液体渗漏，应便于清洗和消毒。

（2）周转箱（桶）整体为淡黄，颜色应符合有关要求。箱体侧面或桶身明显处应印（喷）警示标志和警告语。

（3）周转箱外观要求如下：

①周转箱整体装配密闭，箱体与箱盖能牢固扣紧，扣紧后不分离。

②表面光滑平整，完整无裂损，没有明显凹陷，边缘及提手无毛刺。
③周转箱的箱底和顶部有配合牙槽，具有防滑功能。
(4)周转箱按其外形尺寸分类，推荐依据科室情况购买。
(5)周转箱物理机械性能应符合有关规定。
(6)周转桶应参照周转箱性能要求制造。

四、标志和警告语
警示标志的形式为直角菱形，警告语应与警示标志组合使用，样式如图 11.1 所示。

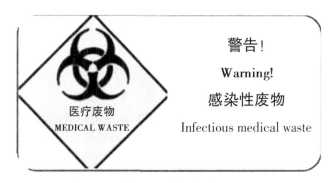

图 11.1　警示标志

医疗废物暂存站三角形标示如图 11.2 所示。

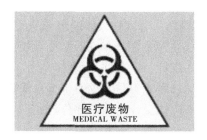

图 11.2　医疗废物

警示标志和警告语的印刷质量要求油墨均匀；图案、文字清晰、完整；套印准确，套印误差应不大于 1mm。

五、医疗废物种类定义及处理方法

(一)感染性废物

1. 概念
感染性废物是指携带病原微生物具有引发感染性疾病传播危险的医疗废物。在临床中产生的感染性废物有以下几种：

(1)被病人血液、体液、排泄物污染的物品，包括棉签、棉球、引流条、纱布及其他各种敷料。

(2)使用后的一次性医疗用品和一次性医疗器械。

(3)传染病人或疑似传染病人产生的废物和生活垃圾。

(4)病人血液、体液、排泄物、毒种保存液、标本和菌种、废弃疫苗、血制品。

(5)病原体培养基、污染的实验室废物，以及各种废弃的医学标本等。

2. 感染性废物的处理方法

将感染性废物装入黄色废物袋内进行密封，然后由专人转运到医院医疗废物暂存点，再由政府环保部门收集进行处理。

3. 处理感染性废物的工作要求

(1)废弃液体直接进入污水处理系统，不明原因或突发传染病不明病原体的废液处理，应按照《医疗废物管理条例》(2011年修正本)执行。

(2)检验科微生物室产生的标本类的医疗废物，必须经过高压蒸汽灭菌后再进行处理，装入黄色废物袋，由专人收集送到医院临时暂存点，再由政府环保部门收集进行处理。

(3)废物袋外面必须注明"感染性废物"字样；盛装的医疗废物达到3/4时，即采用严密、紧实的包扎，贴上标签，隔离的传染病人或疑似传染病人产生的医疗废物应当使用双层包装物，并及时密封；废物袋如有破损、渗漏或被污染等情况，必须进行消毒或再加一层包装；有转运交接登记本；做好自身防护。

(二)损伤性废物

1. 损伤性废物概念

损伤性医疗废物是指能够刺伤或者割伤人体的废弃的医用锐器，在临床中产生的损伤性废物有以下几种：

(1)所有针头、缝合针、头皮针、一次性穿刺针等。

(2)各类锐器，包括解剖刀、手术刀、备皮刀、手术锯等。

(3)载玻片、玻璃试管、破碎体温计的玻璃部分等。

2. 损伤性废物的处理方法

属于损伤性的医疗废物，使用后必须放入专用的锐器盒内，然后由专人转运至医院临时暂存点，再由政府环保部门收集进行直接焚烧。

3. 处理损伤性废物的工作要求

损伤性废物用符合要求的锐器盒盛装，锐器盒外面必须注明"损伤性废物"字样；锐器使用后，应立即放入锐器盒，盛装达到盒的3/4时，应当严密封口。应在收集和转运工作中做好自身防护。

(三)病理性废物

1. 概念

病理性医疗废弃物是指手术等产生的废弃人体组织、器官；医学实验动物组织、尸体；病理切片后废弃的组织、病理蜡块等。

2. 病理性废物的处理方法

病理性医疗废弃物必须装入黄色废物袋，然后由专人转运到医院医疗废物暂存点，再由政府环保部门收集进行直接焚烧。

3. 处理病理性废物的工作要求

废物袋外面必须注明"病理性废物"字样，不可带水或废液装入袋内，废物袋必须严密，紧实包扎，贴上标签；如有破损、渗漏或被污染等情况，必须进行消毒或再加一层包装；有转运交接登记本；做好自身防护。

(四) 药物性废物

1. 概念

药物性医疗废弃物是指过期、淘汰、变质或者被污染的药品，包括抗菌药物、非处方类药等；细胞毒性、遗传毒性药物如致癌性或可疑致癌性药物、免疫抑制剂；废弃疫苗、血液制品等。

2. 药物性医疗废弃物的处理方法

药物性医疗废弃物必须装入黄色废物袋或容器内，然后由专人转运到医院临时暂存点，再由政府环保部门收集进行直接焚烧。

3. 处理药物性医疗废弃物的工作要求

废物袋或容器外面注明"药物性废物"字样；废物袋必须严密、紧实包扎，贴上标签；如破损、渗漏或被污染等情况，应进行消毒或再加一层包装；有转运交接登记本；做好自身防护。

(五) 化学性废物

1. 概念

化学性医疗废弃物是指具有毒性、腐蚀性、易燃易爆性废弃的化学物品。

在临床中产生的化学性废弃物有以下几种：医学影像水、胶片冲洗液、实验室废弃化学试剂、废弃的过氧乙酸、戊二醛等化学消毒剂等，以及废弃的汞血压计、汞温度计。

2. 化学性医疗废弃物的处理方法

少量时，排入下水道；大量时，可焚化、返回最初的供应者或在特定地点处理；汞应用密闭容器或瓶单独收集，外面注明名称，交回厂家处理。

3. 处理化学性医疗废弃物的工作要求

使用符合标准要求的黄色容器，注意要密闭防渗漏，外面注明"化学性废弃物"字样；有转运交接登记本；做好自身防护。

(六) 放射性废物

1. 概念

放射性医疗废弃物是指含有放射污染的废物，如放射源、同位素检测试剂及混合物等。

2. 放射性医疗废弃物的处理方法

放射性医疗废弃物按有关规定交由专门机构处置。

六、医疗废物管理的工作要求

(一)医疗废物分类收集的要求

(1)工作人员在科主任、护士长直接负责和指导下对本科室医疗废物严格按照医疗废物处理原则和收集方法示意图,将医疗废物分类置于符合规定标准的包装物或者容器内。

(2)在盛装医疗废物前,应当对医疗废物包装物或者容器进行认真检查,确保无破损、渗漏和其他缺陷。

(3)感染性废物、病理性废物、损伤性废物、药物性废物及化学性废物不能混合收集,少量的药物性废物可以混入感染性废物,但应当在标签上注明。

(4)废弃的麻醉、精神、放射性、毒性等药品及其相关的废物的管理,依照有关法律、行政法规和国家有关规定、标准执行。

(5)化学性废物中批量的废化学试剂、废消毒剂应当交由专门机构处置。

(6)批量的含汞的体温计、血压计等医疗器具报废时,应当交由专门机构处置。

(7)医疗废物中病原体的培养基、标本和菌种、毒种保存液等高危废物,应当首先在科室进行消毒处理,然后按感染性废物处理。

(8)隔离的传染病病人或疑似传染病病人产生的医疗废物,应当使用双层包装物,并及时密封。

(9)放入包装物或者容器内的感染性废物、病理性废物、损伤性废物,不得取出。

(10)要求盛装的医疗废物达到包装物或者容器的 3/4 时,应当使用有效的封口方式,使用包装物或者容器的封口紧实、严密。

(11)包装物或者容器的外表面被感染性废物污染时,应增加一层包装。

(12)盛装医疗废物的每个包装物、容器外表面要求有警示标识,在每个包装物、容器上有标签,内容包括:医疗废物产生单位、产生日期、类别及需要的特别说明。

(二)医疗废物运送人员的工作要求

(1)运送人员在后勤相关部门领导下,工作时穿戴好个人防护服,从各科室将分类包装的医疗废物按照规定的时间和路线运送至医疗废物暂存地;负责科室医疗废物分类交接登记工作。

(2)运送医疗废物前,应检查包装物或者容器的标识、标签及封口是否符合要求,不得将不符合要求的医疗废物运送到暂存地。

(3)在运送医疗废物时,应防止造成包装物或容器破损和医疗废物的流失、泄露和扩散,防止医疗废物直接接触身体。

(4)运送医疗废物工具必须要防渗漏、防遗撒、无锐利边角、易于装卸和清洁的专用工具。每天运送结束后,应对工具及时进行清洁和用 500~1000mg/L 含氯消毒液擦拭消毒。

(5)对运送人员采取有效职业卫生防护措施,配备必要的防护用品,定期进行健康检查,必要时进行免疫接种。

(三)医疗废物暂存点的管理要求

(1)暂存地要有严密的封闭措施,由后勤相关部门派专职人员管理,防止非工作人员接触医疗废物。

(2)专职人员必须做好个人安全防护,工作时要穿戴好防护服。

(3)对暂存地做好防鼠、防蝇、防蟑螂的安全措施。

(4)暂存地设有明显的医疗废物警示标识和"禁止吸烟、饮食"的警示标识。

(5)专职管理员要对全院医疗废物进行登记,登记内容包括医疗废物的来源、种类、重量或数量交接时间、最终去向以及经办人签名等项目。登记资料至少保存3年。

(6)医疗废物转交出去后,应及时对暂存地、设施、设备及时进行清洁和消毒处理。

(四)医疗废物暂存点专职管理人员的工作要求

(1)在后勤的领导下,专职管理员要对全院医疗废物进行登记,登记内容包括医疗废物的来源、种类、重量、交接时间、最终去向以及经办人的签名等项目。登记资料要保存3年。

(2)负责将医疗废物交送集中处理单位,并做好交接登记。依照危险废物转移联单制度填写保存转移联单,资料保存3年。

(3)负责医疗废物转交出去后,对暂存地、设施及时进行清洁和消毒处理。

(4)做好个人安全防护,工作时穿戴好防护服,配备必要的防护用品,定期进行健康检查,必要时进行免疫接种。

(五)清洁卫生人员的工作要求

(1)掌握医院污物的分类。

(2)掌握医院污物的分类收集,设置两种颜色的污物袋:黑色袋装生活垃圾,黄色袋置医疗废物。要求统一使用医院购置的各类垃圾袋,损伤性废物置锐器盒。

(3)在盛装医疗废物前,清洁人员应当对医疗废物包装物或者容器进行认真检查,确保无破损、渗漏和其他缺陷。盛装的医疗废物达到包装物或者容器的3/4时,应当使用有效的封口方式,使包装物或容器的封口紧实、严密。盛装医疗废物的每个包装物、容器表面应当有警示标识,在每个包装容器上应当贴中文标签。标签内容包括医疗废物产生科室、产生日期、类别及需要的特别说明等。

(4)负责将分散的污物袋每天定期收集集中。每日将医疗废物运出病房前,要与运送人员做好交接,认真进行登记,登记内容包括科室、种类、重量、交接时间及经办人的签名等项目。

(5)对放入包装物或者容器内的医疗废物,不得取出。

(6)在收集医疗废物过程中,一定要严格做好个人防护工作,戴手套、口罩、帽子及穿工作服,定期进行健康检查,必要时进行免疫接种,防止受到健康损害。掌握意外针刺伤及接触过患者体液的针头刺伤后的基本处理方法。

（7）不得在医院内丢弃医疗废物，不得在非暂存地倾倒医疗废物，不得将医疗废物混入生活垃圾中。尤其对医疗废物不得进行买、卖或其他违法行为，对违法当事人按情节轻重给予罚款处理，并追究其法律责任。

七、医疗废物管理相关人员职业安全防护措施

（1）熟悉医疗废物管理的规章制度、工作流程及各项工作要求。

（2）掌握医疗废物收集运送、暂存的正确方法和操作程序。

（3）掌握医疗废物分类的有关知识、专业技术、职业卫生安全防护等知识。

（4）掌握医疗废物分类收集、运送、暂存及处置中预防被医疗废物刺伤、损伤等伤害的措施及发生后的处理措施。

（5）掌握发生医疗废物流失、泄漏、扩散和意外事故情况时的紧急处理措施。

（6）定期给相关人员进行健康检查，必要时进行免疫接种，防止健康受到损害。

（7）医疗废物专职人员应穿戴防护衣、戴口罩、帽子、手套等进行工作。

（8）发生被医疗废物刺伤、损伤等伤害时，应采取相应的处理措施，并及时报告医院感控办公室。

八、重大传染病疫情期间医疗废物处置的特殊要求

在国务院卫生行政主管部门发布的重大传染病疫情期间，按照《中华人民共和国传染病防治法》规定，需要隔离治疗的甲类传染病和乙类传染病中的艾滋病人、炭疽中的肺炎炭疽以及根据情况增加的其他需要隔离治疗的甲类或乙类按照甲类管理的传染病病人、疑似病人在治疗、隔离观察、诊断及其相关活动中产生的高度感染性医疗废物，必须遵照以下规定进行处置：

（1）医疗废物必须专人收集、双层包扎，包装袋应特别注明是高度感染性废物。

（2）严格分类收集，不可混放。

（3）暂存地应为专场存放、专人管理，不能与一般医疗废物和生活垃圾混放。

（4）暂存地由专人使用 0.2%～0.5% 过氧乙酸或 1000～2000mg/L 含氯消毒剂喷洒或拖地消毒，每天上下午各一次。

（5）运送时使用专用车、专人负责，不得与其他医疗废物混装、混运。按指定的时间和路线运送。运送工具每次用完必须用 1000～2000mg/L 含氯消毒液进行消毒处理。

（6）处理废物人员必须达到二级防护要求，必须穿工作服、隔离衣、防护靴，戴工作帽和防护口罩，近距离处置废物的人员还必须戴护目镜。

（7）处置操作或运送完毕后立即进行手清洗和消毒。手消毒用速干手消毒剂揉搓 20～30 秒。

（8）其他要求同感染性废物处理要求。

九、医疗废物管理、流失、泄漏、扩散和意外事故的应急预案

（1）为有效的预防、及时控制和消除医疗废物流、泄漏、扩散和意外事故造成的危害，保障人民群众的生命安全，维护正常的医疗秩序，根据《医疗费物管理条例》《医疗废物管理办法》制订应急预案。

（2）组织管理：医疗废物管理委员会，组长由主管业务副院长担任，组员由医院感控办公室、护理部、总务科、医务科、部门领导（科主任、护士长）、药剂科主任、放射科主任、检验科主任、病理科主任、医疗废物收集、管理员组成。

（3）医疗废物监管部门：后勤、医院感控办公室。

（4）全院全体医务人员均有义务监督医疗废物的管理，当发现医疗废物流失、走漏、扩散时，应立即上报医院感控办公室或管理主管院长，如为下班时间，报行政总值班。医院应在48小时内上报卫生局及区环境保护行政主管部门，按规定逐级上报。

（5）医疗卫生机构发生医疗废物管理不当导致1人以上死亡或者3人以上健康损害，需要对病人提供医疗救护和现场救援的重大事故时，应当在24小时内向卫健委、环境保护主管理行政部门报告，并根据《医疗废物管理条例》的规定，采取相应紧急处理措施，并逐级上报。

（6）发生医疗废物导致传染及传播或者有证据证明传染病传播的事故有可能发生时，应当按照《传染病防治法》及有关规定报告，并采取相应措施。

（7）当发生医疗废物流失、泄漏、扩散和意外事故时，应按照以下要求及时采取紧急处理措施：

①确定流失、泄漏、扩散的医疗废物的类别、数量、发生时间、影响范围及严重程度。

②组织有关人员对发生医疗废物泄漏、扩散的现场处理。

③对被医疗废物污染的区域进行处理时，应当尽可能减少对病人、医务人员、其他现场人员及环境的影响。

④采取适当的安全处置措施，对泄漏及受污染的区域、物品进行消毒或者其他无害化处理，必要时封锁污染区域，以防扩大污染。

⑤对感染性废物污染区域进行消毒时，消毒工作从污染最轻区域向污染最严重区域进行，对可能被污染的所有使用过的工具也应当进行消毒。

⑥工作人员应当做好卫生安全防护后进行工作。处理工作结束后，应对事件的起因进行调查，并采取有效的预防措施，预防类似事件发生。

⑦对引起事件的责任人追究其法律责任。

第二节　医院污水的管理

医院污水的处理直接影响环境，因此，应严格按照国家有关污水排放的要求开展污水的集中处理，保障排放符合要求。

（1）污水处理按照国家环境保护总局发布的关于《医院污水处理技术指南》的要求执行，由后勤负责。

（2）医院污水处理设施的操作人员应经培训并健全岗位操作规程及相应的规章制度。

（3）医院污水采用二级处理流程，氯消毒工艺流程。严格按照加氯池内水容量计算氯量，保证氯水充分接触一定时间后方能排放，处理后的污水经有关部门化验合格，符合国家规定标准。

（4）污水处理站内应有必要的计量、安全及报警等装置。

（5）做好日常监测工作，污水处理的生物监测总余氯应每日监测两次，粪大肠菌每月监测一次。每日测定水质、水量，并做好记录。

（6）服从环保、防疫部门管理指导，协助采样检验。

（7）工作人员应当注重个人卫生，应配备有方便工作人员进行清洗的设施，而且应对工作人员进行个人卫生方面的知识培训。

附录

医院污水排放标准

为了防止带有病原体的污水污染环境和危害人民健康,根据国家经济委员会。原卫生部颁发的《医院污水排放标准》,医院污水经处理与消毒后,应达到下列标准:

连续3次各取样500mL进行检验,不得检出肠道致病菌和结核杆菌。总大肠菌群数不得大于500个/L。

采用含氯消毒剂进行消毒的医疗机构污水,若直接排入地表水体和海域,应进行脱氯处理,使总余氯小于0.5mg/L。

在执行国家GB18446—2005医疗机构水污染物排放要求的基础上,不同消毒剂的使用和监测依据产品说明书执行。

传染病、结核病医疗机构重点水污染物排放限值(日均值)

序号	控制项目	标准值
1	粪大肠菌群数(MPN/L)	100
2	肠道致病菌	不得检出
3	肠道病毒	不得检出
4	结核杆菌	不得检出
5	PH	6~9
6~24	……	……
25	总余氯(1)(2)(mg/L)(直接排入水体的要求)	0.5

注:(1)采用含氯消毒剂消毒的工艺控制要求为:

消毒接触池的接触时间≥1.5h,接触池出口总余氯6.5~10mg/L。

(2)采用其他消毒剂对总余氯不作要求。

综合医疗机构和其他医疗机构重点水污染物排放限值(日均值)

序号	控制项目	排放标准	预处理标准
1	粪大肠菌群数(MPN/L)	500	5000
2	肠道致病菌	不得检出	—
3	肠道病毒	不得检出	—
4	pH	6~9	6~9
5~23	……	……	……

序号	控制项目	排放标准	预处理标准
24	总余氯(1)(2)(mg/L)	0.5	—

注：(1)采用含氯消毒剂消毒的工艺控制要求为：

一级标准：消毒接触池接触时间≥1h，接触池出口总余氯3~10mg/L；

二级标准：消毒接触池接触时间≥1h，接触池出口总余氯2~8mg/L。

(2)采用其他消毒剂对总余氯不作要求。

医疗机构污泥控制标准

医疗机构类别	粪大肠杆菌数（MPN/g）	肠道致病菌	肠道病毒	结核杆菌	蛔虫卵死亡率（%）
传染病医疗机构	≤100	不得检出	不得检出	—	>95
结核病医疗机构	≤100	—	—	不得检出	>95
综合医疗机构和其他医疗机构	≤100	—	—	—	>95

（齐玉萍　张　焱　于丽红　张　甜　石　莉　胡　莲　左伯军）

第十二章　医院感染风险评估基础知识

本章节对风险的相关概念与理论进行了梳理，风险的概念、特点、风险成因及主要的防控措施，同过加强管理，达到防控并举之目的。对于基层医院而言，风险管理所有侧重，注重大局，精选一两个高危因素进行评估管理即可。

第一节　风险相关概念界定

一、风险的概念及特征

(一) 概念

风险：某一特定危险情况发生的可能性和后果的组合。

风险因素：能够引起或增加风险事件发生的机会或影响损失的严重程度的因素。

风险事件：是指风险的可能变成了现实，以至于引起损失的后果。

(二) 特征

风险即为未来损失发生的不确定性。风险有三个基本特征：客观性、偶然性以及可测性。客观性是指，对整体而言，风险是一种客观存在，不受人的主观意志所支配，虽然可以通过采取防范措施降低风险和损失，但不可能完全将其消除；偶然性，是指针对个别事件而言，风险和后果之间并非必然联系，某一事件是否会发生及发生后会造成什么样的损失，具有很大的偶然性；可测性，是指一定数量的同质事件或个体，在某些特定条件下，风险的发生是具有规律的。

二、风险管理、危机管理与应急管理

危机是风险积聚到一定程度的产物，对危机处理措施不及时或措施不力，危机加剧可演变为突发事件。与风险、危机、突发事件相对应，衍生出风险管理、危机管理和应急管理。

风险管理是指，如何在一个肯定有风险的环境里，把风险减至最低的管理过程，危机管理企业为预防危机发生、应对各种危机情境所进行的计划决策、解决处理、应急公关及员工训练等活动过程，应急管理是针对各类突发事件，覆盖预防与应急准备、监测与预警、响应与应急处置、事后恢复与重建过程全方位的管理。从关注的阶段过程上看，应急

管理和危机管理主要是针对非常态而言，风险管理则是居于常态管理和非常态管理中间地带。

　　风险防控是有目的、有意识地通过计划、组织、控制和检查等活动来阻止防范风险损失的发生，削弱损失发生的影响程度，以获取最大利益，见表 12-1。

表 12-1　　　　　　　　　　　　　风险评估的方法

定性评估	半定量评估	定量评估
采用叙述性的数值范围描述风险的影响	定性与定量结合，给定性描述赋予一定数值；分配的数值不一定要精确反映实际大小	采用量化的数值描述后果
方法：专家会商、德尔菲等	半定量分析的目的是为了得到比在定性分析中所得到的更为详尽的风险程度，但达不到在定量分析中所得到的风险实际值	方法：故障树分析、决策树分析等
适用于：初始的筛选活动，数据不足以进行定量分析		适用于：需要精确计算的领域。航空核电等
优点：计算简易		优点：结果是建立在客观或量化指标上
缺点：本质上是主观的		缺点：风险计算方法复杂

　　注：重点科室、重点项目、风险因素的评分可依据本院的实际情况制定评分表，同时应该考虑权重的设定，这项工作十分重要，相同因素如果取不同权重，最终评判结果将不一样。

　　风险管理赋值：

　　(1)分别从发生的可能性、后果严重程度和当前管理体系完整性三方面考虑及赋值。

　　(2)管理指标为定性指标，由主管该科室的感染管理专职人员根据平时了解的情况及风险发生的可能性进行赋值。

　　(3)后果严重程度由业务资深专家评价赋分，当前体系管理完整性根据各科室实际情况有主管该部门的医院感染管理专职人员赋值。

　　计算公式如下：

　　(发生可能性赋值+严重程度赋值+当前体系完整性赋值)×权重系数＝某项风险指标分值

　　所有项风险指标分值之和即为该科室风险分值。分值越高，说明医院感染风险越高。

三、监测、预测与预警

　　监测、预测和预警是疾病监测预警体系框架中的三个容易混淆又相互关联的概念，监测和预警是其中的两个重要功能，而将这两项功能紧密连接的则是预测分析。监测是对事件状态的监控和描述。预测是对其发展态势的估计和判断，是以监测为基础的，是监测的延续。预警是根据监测的信息以及预测的结果来决定是否发出警报和发出警报的级别，是在预测基础上发展而来。预测与预警两个概念既有联系又有区别，从某种角度上，预警可看作是一种特殊的定性预测，或者是预测技术的一种应用特例，然而在使用上，预测与预警仍然是有区别的两个概念。

预测强调对尚未发生事情做出描述，更关注事物发展的估计和测算，预警强调可能发生事情或正在发生的事情进行探测，据此发出警示信息，用于指导行动。

在方法学上，预警多基于容易获取的有限信息，对事物的发生做出判断，结果为定性结果；预测则可以使用更加广泛的信息来建立复杂的预测模型，如时序模型、判别模型、回归模型等，预测的结果可能表述为定性结果，但更多的表述为定量结果。

在结果上，预测的关键是计算预测值，并不一定给出相应的评判，即不需要预先设置界限来判断结果，预警的关键是分析警情，并依据警情的严重程度给出相应的评判，需要预先设置相应的界限。

在任务上，预测的任务是了解未来事物的状态，一般不设置报警的功能，而预警的主要任务是分析系统的不良状态，对不希望的结果发出警示信息，要有报警功能，并对此制定相应的对策措施。由此可见，预警是预测的一种特殊形式，是一种更高层次的预测。

综上所述，可以总结为：先有监测，再有预测，然后才有预警；预警有先觉性、动态性和深刻性；预警要有评价和一般预测等大量前期工作做基础。

第二节　风险相关理论基础

一、内部控制理论

内部控制理论是现代新兴的管理理论，注重对过程的控制和风险的防范，一般是指管理主体为了达到特定目标所采用的一系列的管理程序和方法，来控制组织内部各种风险行为的发生。内部控制理论在国外大体经历了四个发展阶段，提出风险管理的四个目标和八个要素，这四个目标是：战略目标、经营目标、报告目标、合规目标；八项要素是：内部环境、目标制定、事项识别、风险评估、风险反映、控制活动、信息沟通、监控。

内部控制是现代新兴的管理理论，注重对管理过程的控制和管理风险的防范，广泛应用于企业管理，特别是会计、金融、保险等行业，一般是指管理主体为了达到特定管理目标所采用的一系列的管理制度、程序和方法，通过这些制度、程序和方法的相互联系和影响，共同发挥作用，达到防范和控制风险，提高管理质量和效率的目的。

内部控制有如下明显特征：

(1)内部控制是由内部人实施的控制，也就是说，内部控制的责任主体来自组织内部，是该组织的负责人、有关管理层和相关人员共同实施的控制行为。

(2)内部控制是对组织内部事务的控制，也就是说，内部控制仅就组织内部管理所涉及的事务进行控制，对组织内部所涉及的方方面面事物都在控制范围之内，内部控制具有全员性，全方位性和全过程性的特点。

(3)内部控制的方法和手段是通过制定政策、制度和程序规范，控制过程实施来实现的，内部控制作为一个管理系统，依据管理目标制定相应的内部管理制度、政策和程序规范，是为了实现组织管理目标提供标准和依据，控制过程是为了及时发现组织运行状态与制定的既定标准之间存在差异和问题，及时进行相应的调整，从而保证组织活动始终在设定的标准范围之内。

(4)内部控制是对控制目标的实现，提供合理保证的过程，在内部控制中不仅要制定严密的控制政策、控制程序，依据这些政策和程序制定相应的控制制度，更为重要的是要能保证这些制度的贯彻执行。所以，内部控制，不仅包括制度制定、制度实施，还包括制度实施效果评价、反馈和制度不断改进调整等过程，通过这些过程和环节，保证内部控制目标的实现。

内部控制对感染防控的指导意义在于，医疗机构应落实各职能部门及各级医务人员的责、权、利，制定医疗质量控制目标，明确各个部门的工作职能及责任分工，完善感染防控相关的制度和操作规程，各级组织定期开展监督检查，保证各项制度落实到位，实施以过程质量控制和结果控制均为重点的质量管理，保证目标的实现。

二、风险管理理论

风险管理最早起源于 1929—1933 年大危机时期的美国，首先诞生于保险业，进而扩展到风险普遍存在的证券业、银行业等金融服务领域。20 世纪 50 年代，风险管理成为一门学科。20 世纪 70 年代以后逐渐掀起了全球性的风险管理运动。随着风险研究的深入，风险管理延展到社会各个领域。

风险管理是一个决策过程，其目的是为了降低风险给行为个体或者是社会组织带来的消极结果，在风险识别、风险评价的基础上，通过风险管理技术的选择，并将选择出来的各种组合进行优化之后，来有效控制风险，并对风险所导致的后果进行妥善处理，以最小的风险管理成本获得最大的安全保障。

美国风险管理专家 Willams 和 Rausand 指出，风险管理是一种通过对风险的识别、衡量、评价和控制，运用最小的成本实现最大的安全保障效用的科学管理方法。目的是识别、分析、评价系统中或者与某项行为相关的潜在危险的持续管理过程，寻找并引入风险控制手段，消除或减少这些危险对人员、环境或其他资产的潜在伤害。风险管理研究可分为风险识别、风险评估、风险控制三个方面。

全面风险管理理论是在内部控制理论和风险管理理论基础上发展而来的一种企业管理理论，具体是指企业围绕经营管理总体目标，通过企业管理的环节和过程，来执行风险管理的过程和方法。全面风险管理的构成分为内部环境、目标制定、事项识别、风险评估、风险反应、控制活动、信息和沟通、监控八个相互关联的要素，各要素贯穿在企业的风险管理过程之中。全面风险管理理论是在总结内部控制理论的基础上形成的，风险管理与内部控制正在融合。两者之间是相互影响、相互促进、共同提高的关系。

风险管理对医院感染防控的指导意义表现在，提供了强大的理论支持，医疗机构可围绕风险管理的基本要素制定各部位感染管理的方案，通过识别手术部位感染的风险因素，对风险因素进行分析与评价，筛选出感染风险防控的重点环节，进行重点环节重点控制，加强对感染管理质量信息的反馈，使风险管理的理念贯穿于感染管理的全环节和全过程。

三、系统管理理论

系统管理理论，即把一般系统理论应用到组织管理之中，运用系统研究的方法，兼收并蓄各学派的优点，融为一体，建立通用的模式，以寻求普遍适用的模式和原则。该理论是运用一般系统论和控制论的理论和方法，考察组织结构和管理职能，以系统解决管理问题的理论体系。

系统管理理论主要应用系统理论的范畴、原理，全面分析和研究企业和其他组织的管理活动和管理过程，重视对组织结构和模式的分析，并建立起系统模型以便于分析。系统管理理论向社会提出了整体优化、合理组合、规划库存等管理新概念和新方法，因而，系统管理理论被认为是 20 世纪最伟大的成就之一，是人类认识史上的一次飞跃。

系统管理理论的主要观点表述如下：

(1)组织是一个由许多子系统组成的，组织作为一个开放的社会技术系统是由五个不同的分系统构成的整体，这五个分系统包括：目标与价值分系统，技术分系统，社会心理分系统，组织结构分系统；管理分系统。这五个分系统之间既相互独立，又相互作用，不可分割，从而构成一个整体。这些系统还可以继续分为更小的子系统。

(2)企业是由人、物资、机器和其他资源在一定的目标下组成的一体化系统，它的成长和发展同时受到这些组成要素的影响，在这些要素的相互关系中，人是主体，其他要素则是被动的。管理人员需力求保持各部分之间的动态平衡、相对稳定、一定的连续性，以便适应情况的变化，达到预期目标。同时，企业还是社会这个大系统中的一个子系统，企业预定目标的实现，不仅取决于内部条件，还取决于企业外部条件，如资源、市场、社会技术水平、法律制度等，它只有在与外部条件的相互影响中才能达到动态平衡。

(3)如果运用系统观点来考察管理的基本职能，可以把企业看成是一个投入-产出系统，投入的是物资、劳动力和各种信息，产出的是各种产品(或服务)。运用系统观点使管理人员不至于只重视某些与自己有关的特殊职能，而忽视了大目标，也不至于忽视自己在组织中的地位与作用，可以提高组织的整体效率。

系统管理理论的最大优势就是，运用系统论的观点和方法，尤其是整体论思想，分析组织问题和管理行为。它以全局观点突破了片面性思维，以开放观点突破了封闭性研究，以"关系说"替代了"要素说"，系统管理理论既注重组织内部的协调，也注重组织外部的联系，把企业内外作为一个相互联系的动态过程和有机整体；既关注组织结构，也关注管理的过程；既强调组织目标，又强调人的因素。在一定程度上，这种思维在现代管理思想的演变中具有整合性的意义。

系统管理理论对医院感染防控的指导作用，医院感染中的各个层面、各个影响因素大多不是单独存在互不关联的，一个方面出现问题，势必会影响到其他方面，医疗机构可运用系统论的观点和方法，尤其是整体论思想，分析感染的组织问题和管理行为。感染防控过程中既要注重医疗机构组织内部的协调，也注重组织医疗机构与外部组织的联系，把医疗机构与外部环境看作一个相互联系的动态过程和有机整体；既关注医疗机构的组织结构，也关注医疗质量管理的过程；既强调各感染部位管理组织体系的目标，又强调在各感染部位管理中医护人员行为的因素。如图 12.1 所示。

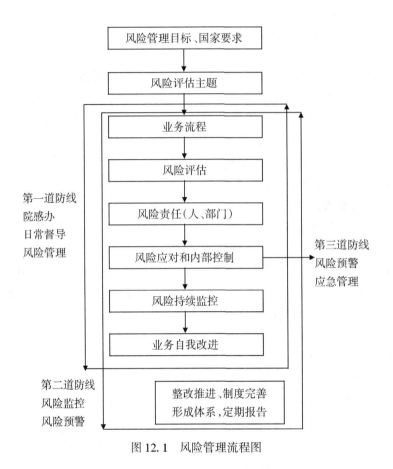

图 12.1　风险管理流程图

（何文英　黄新玲）

参 考 文 献

1. 国家卫生计生委医院管理研究所医院感染质量管理与控制中心. 医院感染管理文件汇编(1986—2015)[M]. 北京：人民卫生出版社，2015.
2. 王力红，朱士俊. 医院感染学[M]. 北京：人民卫生出版社，2014.
3. 李六亿，刘玉村. 医院感染管理学[M]. 北京：北京大学医学出版社，2010.
4. 任南，冯丽，文细毛. 实用医院感染监测方法学[M]. 长沙：湖南科学技术出版社，2012.
5. 付强，吴安华. 医院感染防控质量管理与控制实务[M]. 北京：人民卫生出版社，2018.
6. 李六亿，吴安华，胡必杰. 如何提升医院感染预防与控制能力[M]. 北京：北京大学医学出版社，2015.